JN061328

［増補］

ためらいの看護

西川 勝

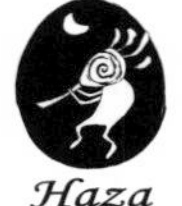

目　次

【病棟から】

夜空のラーメン　1

コーヒー牛乳の日差し　4

聖地の吐息　6

唇の赤い花　9

ガラスを包む　11

青い瞳　14

Ⅰ　病の意味を見いだす

第1章　「信なき理解」から「ためらいの看護」へ……19

1　〝ためらい〟が病を治療する!?　20

2　「わからない」と言ってはいけない看護教育　22

3　昏迷から醒めて　25
4　頼りない足取りを覚えていてくれた　26
5　ためらいに震えつづけたい　29

第2章　食と生きざま……31

第3章　生きる技術・生かす技術……41

はじめに　41
1　どうして、こんな目に　42
2　死の準備　45
3　ケアに根拠はない　51
4　味噌汁の意味　56
5　生への自由　62
おわりに　生かされる技術　65

【病棟から】
覚えのない傷　67

豚　70
空き缶　72
うら声　75
耳喰い　77
咳　80
乾いたパン　82

Ⅱ　パッチングケアの方へ

第4章　臨床看護の現場から……89
はじめに　89
1　精神病院での経験　90
2　透析医療の現場から　92
3　看護をめぐって　94
4　臨床哲学と看護　98

第5章　ケアの弾性——認知症老人ケアの視点……101

1　途方に暮れるとき　101
2　パッシングケア　109
3　普通のケア　113
4　パッチングケア　122
5　ケアの弾性　126

【病棟から】
暴れん坊将軍　135
食い逃げ松ちゃん　138
月夜の点す紅　140
セブンティーン　143
貨車いっぱいの金塊　145

Ⅲ　人に寄り添うということ

第6章　臨床テツガク講座……151

1 理解不可能性から出発する 151
2 看護を離れ、看護の常識を疑う 153
3 中途半端な位置から 155
4 もう一つのことがらに気づく 157
5 切ない…… 160
6 ヒ、ミ、ツ…… 162

第7章 隠すプライバシーで露わとなること……165

第8章 鬱の攻撃性……179

1 鬱に出遭う 179
2 憐れみと苦悶 181
鬱は励ましてはならない 「憐れみ」はとっておきの餌食
3 鬱の罠 185
自我の弱さを印象づける罠 鬱は自己を攻撃して他者の反撃を許さない
4 自殺させるな 189
5 繊細に 191

第9章　「認知症」の衝撃……195
あとがき……203

＊

補遺　ケアの弾性

序説……209
第1章　ケアの偶然性……217
第1節　無根拠　217
第2節　驚き　224
第3節　邂逅　234
第2章　死活の契機……245
第1節　欲望　245

第2節 賭け 253
第3節 遊戯 260

第3章 ケアの弾性 267

第1節 回復力 267
第2節 試行 272
第3節 自由 277

結論 283

増補版あとがき 285

初出一覧 289

夜空のラーメン

いま、ぼくの人生をパタンと二つ折りにしてみると、ちょうど折れ目のところに精神科閉鎖病棟で勤務していた日々が現れます。懐かしいと思うだけでは済まされない肉感的な姿です。からだの深いところで疼きのように残っているものがうごめきます。

さて、何から始めましょうか。

まず、夜の話をしましょう。午前二時半。誰もいない食堂を眺めながら看護師詰め所にいるぼく。夜勤相手も仮眠でオムツ交換には時間がある。あくびとしかめ面を取り替えては、いつ来るか分からぬ緊張の時間を待ち伏せする。暗闇に瞳を開いているのは、眠れない患者さんと眠ってはいけないナースだけ。ナースの大声も病棟のざわめきも暗い空気に塗り込められている。朝の慌ただしさを予感しながら、夜のすき間に身を隠す心地よさと倦怠。ナースにとって一番つらいと思われている深夜勤務ですが、忘れられないシーンが夜空の星みたいに浮かんできます。特に精神科看護はそういうところですね。

ある深夜勤務、詰め所で古い電熱器を使ってインスタントラーメンを煮ていました。ほかに夜食のない看護学生のぼくでした。

いつもと同じ湯気の匂いがあたりに立ちこめ、もうすぐ粉末スープを入れて出来上がりというとき、視線を感じたのです。昼間と同じ格好で病院配給のコップを手にした三〇過ぎの彼が立っていました。彼は、気づいたぼくに「食べ終わったら、ラーメンの汁をくれませんか」と、入り口の所からコップを差し出すように話しかけてきました。

もう一〇年以上病院で暮らしている彼は、まだ少年のような雰囲気を残しているものの、ときどき脈絡の分からない暴力行為があった患者さんでした。ぼくは少しためらってから彼を招き寄せ、ふたりでラーメンを食べることにしました。ぼくは小さなアルミ鍋、彼はコップを食器にしました。

しばらくラーメンをすする音だけがありました。ふと震えているような気配を感じて顔をあげると、涙ぐんでいる彼がいました。「ぼく、生きてていいんですか……」。

箸が止まってしまいました。返すことばが見つからずにいるぼくは、急に自分が着ている白衣が白々しく思われ、息苦しくなっていきました。看護者の枠を超えて彼と秘密の時間を持ったつもりでいたのですが、ぼくの思惑を超えて事態は進んでいきました。一緒にラーメンを食べているうちに、彼の前には昼間のぼくと少し違ったぼくが現れたようなのです。ぼくもそれを微かに感じていました。

昼間の病棟では、ニヤニヤ笑う彼に対して、鍵を持つ看護者に対するへつらいと隠された敵意しか感じていませんでした。しかし、今ぼくの前にいる彼は、直接にぼくの胸の芯あたりに響いてくる人であったのです。

〝何かを言わなければ……〟。ぼくの頭が急回転する一方で、うまく表情を作れないこわばりが全身に広がっていくようでした。

彼はうろたえたぼくの膝に顔を押しつけ泣きじゃくりながら「お母さんに悪いことをした。悪かったよ……」と繰り返し始めました。ただごとではないと、必死に彼のことばに何かを探ろうとしたぼくですが、途切れがちで文脈の乱れた彼の訴えを理解することはできませんでした。

結局、何も言えなかったぼくに「すみませんでした」とことばを残し、彼は部屋へ戻っていきました。再び詰め所で独りになったぼくは、アルミ鍋に残ったラーメンの汁を見つめるだけでした。今も思い出すのは、ただ一緒にラーメンを食べ、彼の身体を間近に感じながら引きつったことばと自分の身体の痺れだけです。

ケアと呼ばれる現場で思いもかけず出会う光景。

ことばになり切らない身体の澱みとしてのエロスを、これからふりかえっていきたいと思います。

コーヒー牛乳の日差し

どうしても忘れられない笑顔があります。二〇年は経ったでしょうか。ある男の底抜けの笑顔です。彼への診断は精神分裂病（統合失調症）。四〇歳を過ぎたあたりで、数え切れない入院歴がありました。何度も社会に出ては、へし折れるようにして病院に戻っていました。

普段は物静かで考えにふけっている様子で、看護に困るといったことはなかったのです。彼は若いころから仏教を独学しており、畳部屋の片隅で正座している姿はちょっと奇妙な品格がありました。髪は薄く、濃い眉毛がギザギザに撥ねていましたので達磨大師のようだと噂されていました。調子のいいときは大きな目と口で豪快に笑い、まわりの雰囲気をぱっと明るくします。しかし考えが煮詰まると、瞳はやわらぎを失い鋭さが光りだす人でした。

「先生、菩薩の道は険しいものです。最近人に腹が立って仕方がない。殴りたくなる自分を抑えられそうにないのです。それに冬なら保護衣も暖かいが、この暑さではたまりません……。ここはひとつ、お慈悲で別荘（保護室）に入れてやってくださいな」。それまでも何度か自分から保護室を希望し、数日で落ち着く人でしたから、医師からの保護室収容許可はすぐに出ました。

保護室は四畳半ぐらいの広さで天井は高く、壁はコンクリートにペンキが塗ってあり凹凸がありません。窓は板状鉄格子の外の、かなり高い位置にあります。床は板張りですが部屋の隅の一メートル四方だけがコンクリートで、排泄のために直径一〇センチの穴が開いています。自殺防止のために包布もシーツもはずされた蒲団が一組とチリ紙、プラスチックのコップひとつだけが持ち込みを許されます。

保護室に入室中の患者は二時間おきに巡視するように決められていて、鍵を開けるときには複数の看護者が行くようになっていました。彼が保護室に入って、一週間ほどたったころです。表情がずいぶん穏やかになってきたという申し送りを受け、昼食は外で食べてもらおうと、ぼくは後輩と二人で保護室を訪れました。保護室の鍵を開けると、窓の換気は悪く、便所の水も巡視のときにしか流さないので、澱んだ空気に排泄物と汗の臭いが積み重なっていました。「外の空気を吸おう」と誘うと、彼はほほえみながら正座を崩して立ち上がり、ぼくたちについて来ました。病棟の鍵を開けて、裏庭の洗濯干し場へ出る階段にダンボール箱を置いて、昼食のご飯とおかず、冷たい麦茶を勧めました。いつもは、保護室の床に食器を直において食べていたので、せめてダンボール箱で食卓の代わりにしてもらおうと考えついたのです。

彼は何度か青い空を眺めながらきれいに食べ終わり、三人でタバコを吸いながらたわいのない話をしました。ぼくは内心、「もうそろそろ、病棟に戻ってきてもよさそうだな」と考えていました。別れ際、「あとで、冷たいコーヒー牛乳を持ってくるよ」と言ったとき、彼は久しぶりに顔いっぱいの笑顔を返してくれたのです。大きな目が、周りのまぶしい日差しに負けないくらい輝いて、ぼくと後輩は思わずにっこりしました。そして、それが最後でした。

一時間後、青ざめた顔で巡視から戻った後輩の知らせで、病棟じゅうひっくり返る騒ぎになりました。古びた木造閉鎖病棟の鉄扉に遮られた保護室の中で、彼は死んでいました。彼はいつも蒲団を丁寧にたたんでいたのですが、蒲団の裏側がきれいに裂かれてあり、その布をよって紐にして首を吊ったのです。足元には、ぼくが昼食時、食卓代わりにすすめたダンボール箱がありました。どうして保護室の中にあったのか今もよくわかりません。

その晩、ぼくと後輩は飲みつぶれました。カウンターの下にへたばってしまった後輩。その背中を見ながら、彼の最後の笑顔が重なっていったこと。今も忘れられません。

聖地の吐息

ぼくが今勤めている老人保健施設は、認知症や身体的障害を抱える車椅子の老人が大部分を占める。夜勤職員は、夕食介助をして就寝援助の着替えやトイレ誘導にと慌ただしい時間をやり抜ける。午後九時の消灯、フロアが一瞬にして無音になった気がする。明かりの下で繰り広げられた細かな生活のざわめきが暗がりに吸い込まれてしまうのだ。ふと、ほっとした気持ちになれる。

夜間の巡視。何かをするために訪れるのではない。黒子になったつもりで部屋を回る。眉間にひときわ深い縦皺をつくったままの寝顔がある。昼間には「ここはどこ、何をしたらいいの」とよく訴え、自身の痴呆症状に当惑し苦しむ人だ。眠っている人にかけることばもなく、その苦悩の深さを感じてしまう。また、片方だけが動く手でベッド柵を握りしめたまま眠る人がいる。重度認知症でことばも少なく座っているのも難しくなってきた彼女は、それでもベッド柵にしがみついている。何かがぼくに伝わってきて、しばらくその場にたたずむ。仰向けに眠る人、横向きに寝る人、自分のからだを抱え込むようにして寝る人。昼間よりも多彩な姿と対面する。

寝返りできない人の体位変換は、本当にこれで気持ちのよい姿勢になっているのか、いつも自信がない。ぼくは寝相が悪く、ほとんど悶えるようにして布団の中を寝返る。特に寝つきが大変で、緊張を解きほぐす姿勢を工夫するために何度もからだの位置を変える。ほんの少しでも気に入らなければ我慢できない。「聖地は一センチたりとも移動してはならない」という説がある。ぼくは毎夜、安眠の聖地を捜し求めている。しかし、ことばでその場所を伝えることは困難だ。おそらく看護を受ける人にとっても同じことだ。ことばにできないものを手探りするしかない。だから、文句を言わない人への看護は、いつも気がかりが残る。

思い出す精神科の夜。暇さえあれば巡視をするように徹底して教え込まれたぼくは、踏めば軋む床の場所も覚えた。畳の大部屋に数十人の患者さんが寝ている隙間を、誰も起こさぬように歩いていく。あちこちの寝息が混ざり合って漂う。長期服薬患者の吐息のにおいは独特なのだ。ところどころに不眠の患者さんが座っているが、ぼくには目も向けずに何か考えている。足元に眠る患者さんは皆、まるで糸を切られた操り人形のようだ。腕や足が不自然な形で放り出されて眠る姿は、薬による強制的な筋弛緩の結果だ。いびきをかいて泥のように眠り込む人。苦しみのかけらさえ見つけられない半開きの口元を見ていて悲しい気分に襲われてしまう。この人と白衣を着た自分の間には、はるかな距離がある。辿るべき細道さえ見えないのだ。

ぼくは寝つきが悪い。小さな頃からそうだった。よく子供が寝入りばなにぐずついて泣いたりする。あれは眠りという孤独への不安なのだ。添い寝してくれる誰かがいると、やがて寝息をたてはじめる。眠りは安らかな休息というだけではなく、自分をコントロールできない小さな死の体験とも考えられる。だから、誰かに見守っていてほしい。人のぬくもりを間近に感じてまどろむとき、心細さが安堵に変わる。こんなぼくだから、人の寝姿が気になる。

そして、看護師として数知れぬほどの寝姿をのぞき見てきた。寝姿に苦しみやつらさを感じても掛け物を少し直すぐらいで、後は見つめるしかすべがない。けれども、苦しみが伝わってくるということは、ある意味でぼくがそこにいる理由になる。苦しみさえも伝わらないほど遠くに相手が離れてしまえば、途方にくれるしかないのだ。からだの奥底から滲み出るように形づくられた寝姿を朝の陽光がほぐすのを夜じゅう待つだけの看護もある。

唇の赤い花

午後七時も過ぎた頃、詰め所の電話が鳴った。外来の女子病棟から「女性の新入院です。応援お願いします」と。その頃、女子病棟に看護士は配属されていなかった。トラブルが予想されたときだけ看護士が呼ばれていた。こちらの病棟には先輩の看護士が残り、ぼくが行くことになった。

外来の廊下は電気も消えて、診察室からの光が、外で待っている若い男性のうつむいた横顔を照らしていた。患者さんの夫で、まだ新婚間もないらしい。妻の様子が最近おかしく、「死にたい」と口走るようになったので、やっとの思いで連れてきたという。診察は三時間近くにもおよび、入院の説得が続けられていた。ぼくと女子病棟の看護婦が、医師の合図で診察室に入る。「それじゃあ、一緒に行きましょう」と医師が女性を促すと、彼女はすっと立ち上がった。ドアに向かって歩き出した彼女と目が合った瞬間、ドギマギするほどの美人なのに驚いた。

診察室から病棟まで約一〇〇メートル。先頭を医師と看護婦が歩き、彼女を案内する。ぼくは一番後ろで彼女の動静をうかがう役割を取る。案内役が緊張せずにできるだけ自然に振舞うために、背後で監視するのだ。最初のドアの鍵を開けるときが一番緊張する。この鍵の音で、新入患者の気持ちが動転することが多いからだ。急に暴れ出すことも珍しくない。病院の外へ向かって走り出すなど、何が起きるか予想がつかない。看護婦は、いつもより慎重に音を立てずに鍵を開けた。彼女が中に入ると、ぼくも同じようにすばやく鍵を閉める。

状況が一変したのは次のドアの前だった。女子病棟のざわめきと一種独特な病棟のにおいがもれて漂うのに、彼女の表情がこわばりはじめた。「いやっ！　絶対にいやっ！」初めて聞く彼女の声だった。そこは配膳車が入る場所で、家族との面会室もかねていた。粗末なバラの造花が置かれたテーブルにしがみつくようにして彼女は泣き喚きはじめた。医師のことばはもう届いていない。そして、医師の手が彼女の肩に触れたとたん、彼女は自分の舌を嚙み切った。唇の間から真赤な血がどくどくとあふれ出る。両目と口を力いっぱい閉じたまま腕を振り回すので処置の施しようがない。あわてて開口器がもってこられ、医師から彼女の口をあけるように命じられたのはぼくだった。応援の看護婦が手足を抑え、医師が頭を固定する。興奮した彼女の荒く速い呼吸と共に、唾液と血液がまじり合って唇の間から噴き出る。白衣に赤い染みが次々にできる。騒然とした中で、ぼくの耳は何も聞いてはいなかった。開口べらを前歯のかみ合わせから奥歯に向けてねじ入れようと何度も繰り返す。ふいに真っ白な前歯が折れてしまった。鈍い音がぼくの頭の中で繰り返し鳴りはじめた。真紅の花弁を蹂躙するようにして、開口べらが奥歯に挟み込まれ、開口器が差し込まれ、バイトブロックが固定された。鎮静剤の筋肉注射も行なわれ、処置の主役は医師に替わった。彼女をベッド抑制したところで、ぼくは自分の病棟に戻った。白衣を着替えると、いつもと同じ業務の流れが待っていた。ぼくは、頭痛のようにあの鈍い音を感じていた。

気がつかないうちに歯をくいしばっていた。

数日後、女子病棟前の中庭で草取りをしていたら、鉄格子の窓から外をぼんやり見ている彼女を見つけた。服装は乱れがなく、化粧も美しかった。けれども、赤い口紅がほんの少し歪んで見えた。ぼくに気づいて彼女は視線をおくったようだが、ぼくを覚えている様子はなかった。ぼくは微笑みかけようとしたが、すぐに止めた。彼女から白い歯がこぼれるような微笑を奪ったのはぼくだ。辛い気分で足元に目を伏せると、赤い花が咲いていた。彼女はひと月足らずで退院したらしい。

ガラスを包む

安っぽい電子音が流れるナースコール。午前一時半。詰め所の椅子から立ち上がり、目をこすりながら訪れた部屋には、ベッドから降り立ち、柵をかろうじてつかんで、頼り気ない姿勢の足元が震えている人がいた。ぼくが部屋に入ってきたことに気づいても、顔を合わせるためにからだの向きを変えることもできずギクシャクした動きでいる。もう何年もパーキンソン病で苦しんでいる女性である。

「わたし、怖いの。蠟燭が……ほら、蠟燭が燃えているでしょう……」。表情は、それほどおびえているようには見えないが、病気による筋肉の硬直は表情筋にも及ぶのだから、ちょっと見の顔つきはあてにならない。そのうえ部屋は暗くてよく見えない。

彼女の思いつめた声が、ただごとではない雰囲気をぼくに知らせる。「ぼくが来たからね」と話しながら、後ろから手をまわし、ゆっくりとベッドに座ってもらう。びりびりとした細かな筋肉の震えと緊張が手のひらへと伝わってくる。砕け散る寸前のガラス細工のような危うさだ。

やっとベッドに腰掛けた彼女の太ももに、ぼくは自分の腕を沿わせて、彼女の前にしゃがむような格好で位置を決める。まだ彼女の上半身は不安定でつかまるものを探している。ぼくの手が彼女の手に近づくとしっかりと握りしめてくる。そして、再び「蠟燭が、ベッドの周りにいっぱい……、わたし裸足やけど、ひとりでも出ていかなあかん。……どこに行ったらええのか。ひとりで、こわい」。返事もできず黙って聞きながら、動きの不自由な彼女がベッドから降り立つまで、どんなに切羽詰った気持ちで身をよじっていたのか、とふと思う。

しばらくして、「部屋を明るくしましょうか」とぼくが言う。「ずっと明るくしておいて。それから、あんた、ずっとここにいて」と、彼女の声が少し大きくなる。しばらく、他からのナースコールが鳴らないことを願い、いざとなれば仮眠中の相勤者を起こすことに決めて自分を落ち着かせる。とにかく、彼女はもう部屋を出て行こうとはしていないようだ。

部屋の電気をつけるのをきっかけに、彼女には横になってもらう。ぼくはベッドサイドに椅子を置いて、座りなおす。掛け布団の下でぼくの右手は彼女の両手でつかまれている。途切れながら繰り返される彼女のことばは覚えていない。声のかすれや息のつっかかる様子、握る手のひらの湿り気が変わっていく。いつの間にか、ほどけていくからだの強張りと布団の中のぬくさ。唇が乾いて歯にひっかかっている。

「ミルクはないかしら。ただでは、あんたの商売の邪魔になるから、買うてきて」「よっしゃ。六五円でどうや」「いや、おもろい人やな」「すぐに帰ってくる。一分以内や」「ほんまやな、そんな近くにあるんか」「ぼく、昔牛乳配達してたんや。なんちゃって」。

さっきまで、薄色の悲しみと苦悩に染まっていた顔に薄紅の光がさし、童女のような笑みがこぼれた。ぼくは大急ぎで、食堂の冷蔵庫からパック牛乳を持ってきてストローを差し込む。自分の気分が高揚している。「さあ、チュウチュウしてみようか」とおどける。牛乳が吸われるたびに、彼女がぼくをつかんでいた指の力が和らいでいく。

牛乳を飲み終え、ひとつ大きく息をついて「もう、蠟燭は見えへん。おおきに。えらい長いこと悪かったなあ。先生も眠いやろ、かわいそうになあ。ちょっと怖いけど、もう大丈夫やから、寝てきてください」と、彼女は昼間の落ちついた口調に戻っていた。これで、ぼくの仕事はとりあえずおしまいだなって考える。

「あんたもしんどそうやで、無理はしたらあかん。横になるだけでもええんやから」と、いつの間にか、ぼくが気遣われているありさまになった。よくあることだけど、ぼくの好きなひと時である。

いつものように、食堂にはタケさんの朝食が残っている。彼女が朝食をみんなと一緒にとることはめったにない。夜中、ひとりで施設を歩き回っていることが多いのだから無理もない。認知症になる前、商売をしていて夜が遅かったので、朝昼兼用の食事が習慣だったと息子さんから聞いたこともある。

それでも、気になって、カーテンが引かれたタケさんのベッドをそっと覗き込む。ベッドの端に今にも落ちそうに身をかがめて眠りこけているタケさん。昼間はまとめてある白髪も、乱れてシーツに広がっている。その鼻先には、青い目をした金髪の女の子の人形がパッチリ両目を開いたまま天井を見ている。布団カバーだけを丁寧に折りたたみ、きっちりと首下までかけてもらい、枕にはタオルをかけてもらって、人形はベッドの真ん中に横になっている。ぼくは腕時計が午前一〇時を指しているのを見て、もう一度カーテンを静かに引く。日勤スタッフに、タケさんの牛乳を冷蔵庫に入れて欲しいと依頼して、ぼくは夜勤から帰るつもりだ。

タケさんは何で怒り出すか分からないところがあって、夜中に他の人の部屋に入ったとしても、遠くから眺めている方がトラブルなしに済ませられることの多い人だった。ぼくから話しかけることは少なかった。でも、ゆうべは彼女から話しかけてきた。

「おにいさん。お勤め、ご苦労様。で、おらの童を知らねえか？　で、おらあ……で、……なしてなあ……」

タケさんは、にっこり笑いながら、秋田なまりで次々にしゃべるのだが、最初は何とか聞き取れても、後はほとんど分からない。緩急自在のラップを聞いているみたいだ。タケさんの表情に合わせるように顔の力を抜こうとするのだが、頭の混乱が邪魔をする。自分の顔が見えないのがじれったい。しばらく中途半端な気分で話を聞く。でも、こちらの困惑はタケさんには伝染しなかった。ちょうど、タケさんがため息をついたとき、「童の寝ているところなら知ってるよ。いっしょに行こう」と返す。皺だらけの両手が合わせられ、拝むようにぼくについてくる。タケさんの部屋で小さな灯りをつける。やっぱり、人形はベッドの真ん中で青い目を見開いていた。「お世話様でした。おらおら、婆っちゃが帰ってきたど……」。タケさんはぼくに何度も頭を下げながら布団の端にもぐり込んだ。ビニール人形のぷっくりした頰に指をなぞり、地肌の透けて見える金髪をなでながら小さな声で何か話しかけている。布団の中で声がくぐもり温かそうだ。人形は変わらぬひとつの表情でいる。午前三時が過ぎていた。

「人の悩み苦しみは九〇パーセント以上が人間関係に起因している。だから、この苦しみはやはり人間関係のなかでしか解消されない」という話を聴いたことがある。けれども……。

仮眠で横になってから、さっきのタケさんと人形のことを考え続けている。人形は追いかけてもこないが、顔をそむけることもない。人形は虚構であり、現実とは遮断されたひとつの表情に固定されている。タケさんの人形は名前もないし、人形でさえない。しかし、タケさんのすべてを受け入れ、揺るぎない表情でタケさんの不安を鎮める。

いつも同じ顔で迎えてくれること。毎日の暮らしの根っこで、たしかにあったはずの現実世界の手ごたえが、認知症のたそがれのなかでぼやけていくとき、人形が生み出す幻想が現実との通路になる。青い目に語りかけていることばは空想などではない。その声は、柔らかな響きとともにぼくの胸にしみこんで、温もりがじんわりと広がってくる。人のまどろむ夢を妨げない。夢の端っこに黙って居ることが、横になっても決して目を閉じないあの人形の力なのだろうか。

I　病の意味を見いだす

第1章 「信なき理解」から「ためらいの看護」へ

片手では読めない三〇〇頁あまりの書物から、たった三行のことばを借りて看護について考えてみます。ぼくの相手をしていただくのは、中井久夫氏の次の文章——。

「理解」はついに「信」に及ばない。

(中井久夫『看護のための精神医学』共著、医学書院、二〇〇一年、二三〇頁)

患者にたいするときは、どこかで患者の「深いところでのまともさ」を信じる気持ちが治療的である。信じられなければ「念じる」だけでよい。

(同、一四二頁)

ウーム、渋い。どうして、こんなに中井久夫は渋いのでしょうか。「ふん、ふん、なるほど……」と納得させておいて、突然、読むものをうならせてしまう技に、またまた、はまってしまいました。

もともと、ぼくは中井久夫氏の大ファンで、『精神科治療の覚書』(日本評論社、一九八二年)を読んだときの感激は忘れられません。『看護のための精神医学』とも共通しますが、精神分裂病（統合失調症）の急性期回復過程を便秘や下痢で読み解く中井流の精神科治療論は、きわめて具体的、実践的でとても納得できるものでした。だって、心は見えないけれど、ウンコはいやというほど目にも手にもしていたから。

しかし、しかし……。ぼくは中井さんの後ろ姿を見つめて戸惑っている気がします。「信なき理解」という世界を後にして、「念じ、信じる」世界へと歩んでいく中井氏の背中に、「そんなに先に行かないで」と呼びかけたい。ぼくも一緒に行きたいけれど、自分の足元を見れば、ためらいにその場を行きも帰りもできずにいます。不信と信のはざまに、ためらい足踏みをしているぼく。これが、ぼくの看護の経験であり実感なのです。

1　〝ためらい〟が病を治療する⁉

唐突ですが、「ためらう」を辞書で引いてみると面白いことが起きます。この文章のテーマ「ためらいの看護」にも関係するので、しばらく国語の勉強です。

『角川国語辞典』には、①決心がつかないで、ぐずぐずする。②迷って一か所をぶらぶらする。③（古）休ませる。落ち着かせる、とある。③の意味が気にかかって『角川古語辞典』を引っ張り出す。本箱の隅っこから何年ぶりの登場だろう。

「ためらふ」は他動詞として、①心を静める。気持ちを抑える。②病勢を抑える。病気を治療する、と書いてある。なんと、ためらいが病気を治療するなんて、ぼくには思いもよらなかった。高校生のときに勉強しても、こんなに驚きはしなかっただろうけど、今のぼくは嬉しくなって古語辞典を拝んでしまいました。最近はやりの自信満々の根拠ある看護や、合理のかたまりといった何とかパスには、ついていけないなぁと感じていたぼくに、ひょんなところから助っ人が現れたのですから。*

＊　中岡成文先生（大阪大学）のご教示によれば――『岩波古語辞典』には、「ためらふ」という動詞は「つのる病勢や高ぶる感情などを押える意。転じて、行動に突き進むことをひかえ、逡巡する意」とあり、「タメはタメ（矯）と同根」ともある。つまり、「ためらふ」というのは、「ためる」プラス「ふ」（反復継続をあらわす接尾辞。たとえば「呼ぶ」といえば一回だけ呼ぶのだが、「よばふ／呼ばふ」といえば繰り返し呼びかけること）であり、繰り返し矯めることを意味する。さて、それでは「ためる（矯める）」とは何かというと、同じ辞典によれば、「弾力のあるものをかがめ曲げたり、真直に伸ばしたりして、形をつける」のが第一の意味とされている。両方の語義を合わせると、「ためらふ」とは、弾力のあるもの（病勢や感情など）を繰り返して押さえて、形をつけることを意味することになる。わたしの理性のテーマからいえば、「理性のためらい」とは何か優柔不断な弱さではなく、荒ぶる自然の力と対抗し、〈形〉を作り出していく知恵と忍耐のsustainableな営みを意味することになる。

2 「わからない」と言ってはいけない看護教育

さて、二〇年ほど昔、カンゴのカの字も知らずに精神病院に就職したぼくは、毎日が緊張と驚きの連続でした。ジャズ喫茶で蝶ネクタイをしてコーヒーを運んでいたぼくが、いきなり白衣を着せられて閉鎖病棟にきたのです。患者さんから「お前、どこの馬の骨じゃ」とすごまれても返事の仕様がありませんでした。入浴に誘えば、風呂嫌いの患者さんに「俺を殺す気か」と追い回され、詰め所まで逃げて戻って先輩から笑われ、シュンとしたり。

いろんなハプニングを経験しながら、ぼくは患者さんが好きになっていきました。もちろん、怖くて近づけない人もいましたが、精神科看護を本気で自分の仕事にしようと思い始めました。なんにしろ強烈な魅力を感じる患者さんたちと一緒にいるには精神病院で働き続けるしかないと思ったのです。

やがて、ぼくは無資格看護人の仕事と、夜間哲学科の貧乏学生と、病院ひも付きの准看護学校生徒の、睡眠不足三重生活を送るようになりました。しかし、やっぱり無理は無理で、哲学科を中退しました。そして、ぼくはかなり傷ついていたのです。

看護学校のテストで合格点を取るためには、「人間とは何か」なんていう問いに、看護概論で教師が言ったことをそのままに答えなければ減点されてしまう。精神科看護のテストでも、「妄想を持つ患者の看護」で同じ目にあう。五つのポイントを教えられれば、そのまま五つ書かなければ駄目。教科書や講師の教えることに刃向かうほどの才覚はなかったけれど、「ええ格好しやがって、何の役に立つか、そんなもの」と陰口たたきながら、点取り虫のガリ勉でした。教師から、成績がいいとほめられても、「ふん、こんなテストなんか」と。けれど、学校の成績を取り立てて評価してくれない先輩・上司には「くそっ、俺のほうが学校の成績はいいんじゃや」と、まるで矛盾した吠え声を胸の中であげていました。

ほんとうは、患者さんのわからないところに惹かれていたのに、看護教育を受け資格をとるにつれて「わからない」とは言えなくなっていきました。看護記録に精神科看護の専門用語を使うようになって、仕事もつまらなくなっていきました。どうしてでしょう。

医学も看護も知らないで哲学にだけ心を寄せていたとき、ぼくはわからないことのほうが大切だと信じていました。ソクラテスの有名な「無知の知」というやつです。カントも理性批判をしています。哲学（愛智）というからには、「知る」ということ自身についてまず反省しなければならないのです。健康的ではない癖ですが、直したくもありません。わかってしまうより、わからないところに何度も戻ることのほうが、多くのことを知らせてくれるからです。

日常、普通の人間関係ではお互いが理解できていなくても、その溝をことさら深くするのではなく、何となくわかる、そのうちわかるだろうという構えで生きています。これはこれで「健康」なのです。確固とした相互理解がなければならないという気負いはありませんし、「知る」

こと自身への反省などという面倒なこともしません。

健康は、なくしたときにありがたさがわかるといいますが、困らない限り大して気にもならない退屈なものだともいえます。恋わずらいの一つもしなくちゃ、何の人生でしょう。相手の気持ちがさっぱりわからない、自分のことがわかってもらえるとは到底思えない。こんなあきれた状況で、切なく身を焦がすのが、人との深い出会いの始まりなのですから不思議です。

問題なのは、看護の常識です。看護の基本は、患者の（ひどいときは対象の）全人的理解、共感的理解、何とか的理解……。とにかく、理解しなくてはまともな看護はできないと責めたてます。医学は治療できなくても診断はつけようとしますから、看護以上の理解強迫症なのですが、最近は看護も負けていないようです。理解不能恐怖症かもしれません。いや、ちょっと悪い癖ですね。こうして名前というか、病名らしきものをつけると、何もかもわかったような気になるでしょう。言われた方はたまったものじゃない。「わかりたいという欲望」が、まだ非力な場合にはそれほどの害はないのですが、レントゲンと一緒で見透かすような力には相手を破壊する側面があるものです。自分の顔は自分で見られないから、人の視線にいろんな意味を読み込んでしまう。訝（いぶか）しげな視線を送られるだけで、人は容易に不安になってしまいます。

医師がつける診断名も看護学で習う専門用語も知らないとき、通常のコミュニケーションができない患者さんに戸惑いながらも一緒にいました。ぎこちない時間が流れることもありました。自分の心をもてあまし、折り合いがつかずに苦しんでいる人の前で、ぼくも揺れていたのです。

でも、素人だから「人は信じても病気は信じるな」という先輩のことばの意味がよくわからず、患者さんと一緒に洗濯物を干しながらゴムの伸びたパンツを間にしてお互いに笑い合う無邪気さもありました。

3　昏迷から醒めて

もう一つの思い出は、緊張病性昏迷の患者さんとの出来事です。彼は三〇歳ぐらいだったでしょうか。入院のときは勤務が休みだったので、はじめてあった時、すでにベッドで身動き一つしない姿でした。暑い夏でした。

冷房がほとんど効かない病棟で、彼は仰向きになったまま両目を見開いて、額には玉のような汗が拭われることもなく滲んでいました。声をかけても、返答どころか視線一つゆらぎもしない。彼の顔を覗き込むと、天井をはるかに越えたところを見据えているようで、ぞっとしてしまいました。

ぼくにとっては、昏迷の患者さんははじめての経験でした。先輩の看護師と一緒に彼の清拭（せいしき）をすることになったのですが、三〇年近く精神科に勤めていた先輩は、ごく自然な口調で患者さんに語りかけながら彼の身体をきれいにしていきました。身体を動かしてもまったく反応らしきものがなく、物体のような重さが彼からは伝わってきました。普段と表情の変わらない先輩を横目で見ながら、ぼくは、まるで死後の処置をしているような不気味さを感じていました。詰め所に戻ってから、先輩が昏迷について教えてくれたのは、「あの状態は、意欲がゼロになっているだけで、周りのことは全部わかっている」ということでした。にわかには信じられないことでしたが、ある話をじっくり聞かされて、肯くほかはありませんでした。

その話は筆が重くなる内容ですが、隠してはならないでしょう。ある昏迷患者さんのオムツ交換で、手に大便が付いた看護者が、何のつもりか、その汚れた指を患者さんの鼻先に近づけ、「これ、臭いよなあ。あ、ごめん。鼻についちゃった……」とふざけ、なじったというのです。いつもいつも、そういう悪ふざけをする看護者ではなかったそうですが、魔がさしたんだろう、ということでした。本人もその所業を忘れた頃、昏迷から醒めた患者さんから、ふとしたときに、「あんな惨めな思いは、あんたには想像もできないだろう」と語りかけられたのです。そして、二度と許してもらえることはありませんでした。その看護者が誰なのかは知らされませんでしたが、自分も含めて、誰のことでもありえそうで、喉の奥から締め上げられるような重苦しい気分に襲われました。

4　頼りない足取りを覚えていてくれた

とにかく、彼のもとへ行くときには、先輩の忠告どおりにことばづかいから態度まで十分注意するようにしました。彼は不快を感じても何一つ言ってくれないのですから、いくら気をつけても安心することができません。目が合わなくても、こちらの表情を読まれているようで緊張しました。日に何度も、汗を拭き、ガサガサになった唇にワセリンを塗り、口の中をガーゼでぬぐい、開いたままの目に目薬をさし、鼻腔チューブから流動食や薬、水分を与え、オムツや下着を交換し、身体の向きを変えて、声を聞いたこともない彼にあれこれと話しかける日が続きました。

彼の世話を続けるうちに、話しかけることの不自然な感じは薄らいできました。けれども、別のことをしているとき、ざわめく病棟の片隅に再び彼のベッドを見かけると、そこだけ隔絶された無音の不思議な空間があるようでした。季節の流れとは逆に、夏が秋になり冬に近づいた頃、彼は長い冬の眠りから春の目覚めへとゆっくり移っていきました。最初の彼のことばは思い出せませんが、ほんとうにか細い声でした。そして、いつの間にかことばが聞き取れるようになったのです。先輩の言っていたことは本当でした。彼は、自分がまったく動けなかったときのことを、まるで昨日のことのように話すのです。ぼくが目薬をしながら「目が乾いて、痛いよねえ。これで楽になるかな」と言ったことを覚えていたのです。病気の知識を馬鹿にしてはいけないと強く感じました。

しかし、これもよく考えてみると、ぼくが彼の病気について知識をもっていたことについて、彼が感謝したのではないのです。ぼくが彼と普通の関係をもとうとしたそのことを強く覚えていてくれたわけです。

歯医者に虫歯でない歯を治療されてはたまりませんが、看護にはそういう正確さというより、もう少し素人っぽいあたりまえさが求められているような気もします。*

ぼく自身にとっても、昏迷という症状の理解以上に、彼の汗にまみれた体臭や乾いた口から漏れる息の匂い、触るだけで不安にさせられる彼の指先の緊張と震え、おずおずした彼のまなざし、うつむきがちの口からこぼれた彼のことばの頼りなさ、声のかすれ、微かにほころんだ口元、といった具体的な、それこそ彼ひとりの具体性を経験することでしか知ることのなかったさまざまな出来事の連なりが大切に思われたのです。決して、教科書にある昏迷の定義に要約できるものではありません。先輩の助言が彼の心へ通じる方向を指し示してくれたことはたしかですが、ぼくが迷いながらたどったのは、先輩の道とはまた違った風景であったのです。

頼りない足取りで彼へと向かった道を、ぼくにもう一度教えてくれたのは彼でした。自分ひとりでは振り返ることのできなかった迷い道でした。

＊　いわゆる病気というものは、病気をもつ人自身には正体不明の場合が多い。一本の歯、それもほんのわずかな部分が痛みの原因だとしても、その部分だけが痛いのではない。歯痛を紛らわせようと、足踏みしたり顔をしかめる。ひどくなれば身体は折れ曲がり、考えはまとまらず、愛する人も見つめられない。こんなふうに、身体のある一部の変調は、身体の中を伝染し、心を侵食し、ひととの交わりという自分の外側にまで、とめどなく広がり分散され、一体どこが、この黒い光の源であったかは不明となる。自分には見えないものは他人に見てもらうしかない。

近代医学への信頼は、症状を取り除いてくれる現実的な利益よりも、症状の原因となるものを少なくとも確定し、可能ならば問題を解決してくれることへの願いや求めに基づいている。自分にとっては不可知のものと直接交渉してくれる呪術師のように、非日常的な非凡の才能の人。それが専門家としての医師に求められる役割である。だからこそ、患者は自分では十分に理解ができないにもかかわらず、苦痛を伴う検査や治療に、希望をもって耐えることができるのだ。インフォームド・コンセントばかりが、患者を安心させるとは限らない。自分のわからぬことを知っている人という不気味さも、時には必要なのだ。このような医学（医師）への期待とは、別のベクトルが看護者には向けられる。患者にとって耐えがたい非日常を支える普通の人。非日常の場面においてもあたりまえの日常性を断固として漂わせる人がそばにいること。自分が訳のわからないところへと連れ去られるのを引き止めてくれる人。それが、看護に求められているのではないだろうか。

5 ためらいに震えつづけたい

こうしてみると看護は不思議です。不思議というのは、わけが分からないことを感情的にプラスに評価しての表現ですから、下手をするとひどい目にあうこともありえます。実際、看護のあやうさを忘れて散々な思いをしたこともあるし、どういうわけか上手く切り抜けたこともあります。

ともあれ、ここでは、都合の悪いことはあまり思い出せなかっただけかもしれないということを正直に告白しておきます。こうして、自己反省的に自分の弱さ、いい加減さを認められるのは、中井久夫氏の文章が持つ感化力のなせる業です。

いずれにしても、ぼくは「深いところでのまともさ」を信じるというよりは、相手の表情の微細な変化、小さな声に気を配っています。自分のなかに、信じて報われないことに耐えられない弱さを承知しているので、理解でも信でもない「ためらいの看護」をするほかないのです。

ぼくが精神科看護で学んだことの最大の教訓は、あきらめないことです。わからないことに立ち尽くさない。簡単にはわかろうとしない。

ためらいに震えることが、変化を生む一歩になることを念じています。

第2章　食と生きざま

「猿を聞人捨子に秋の風いかに」という芭蕉の句がある。少し書きあぐねていたぼくにとりつくように迫ってきた。破調の句は、読後のいやな感じをぬぐい切れない。「野ざらしを心に風のしむ身哉」「しにもせぬ旅寝の果よ秋の暮」という句も見いだせる『野ざらし紀行』に、あるエピソードと共に書かれた句である。芭蕉が旅の途中で、捨て子と出会う。このままでは遅かれ早かれ、この子は生きてはいけないであろう。しかし、芭蕉も死を覚悟した旅の途上にある。この捨て子を連れて行くことはかなわない。芭蕉は「己の運命を泣け」とつぶやき、その場を後にした。捨て子をさらに見捨てること。芭蕉は、猿の声に断腸の思いを聞く文人たちへの強烈な揶揄を、破調の句に成した。やり場のない怒りと悲しみは、芭蕉自身を貫いている。人が人に出遭ってできること、その場にいることと、立ち去ること。ケアは二つの相に分かれざるをえない。ゼロから無限にいたる距離という観念で、この断絶をうやむやにすることも可能だが、論理的に可能なことが、人を納得させる理屈にはならないのが、生き難さの根本でもある。

看護という職業で、日々を送るぼくは、さまざまな人生模様を垣間見る。相手のことを知りうるのは、ほんのわずかだが、そこから看護をはじめるほかはない。よく唱えられる全人的ケアへの欲望は、幾度も潰え去る。一度きりに終わらない断念の苦さに辛うじて耐えるのは、なぜだろうか。寄せる思いが実を結んだとは到底思えないある人のことを、もう一度思い返しながら考えてみる。

身寄りのない初老の男が病院で死んだ。彼はぼくが勤めている老人保健施設（老健）に一年あまりの間入所していた。彼の名前をSさんとする。ある福祉事務所からの電話が、Sさんの死を知らせた。彼が退所してから三年の歳月が過ぎていた。福祉の担当者は、Sさんの葬儀をするのに故人の写真が一枚もないので、亡くなった病院に来るまでに転々とした施設に写真はないかと問い合わせていたらしい。病院で撮る写真は体の内部。葬儀にレントゲン写真は役に立たない。老人保健施設では、レクリエーション風景などの写真を撮ることが多い。数枚の写真に彼の姿が残っていた。そのうちの一枚が郵送された。

クリスマス会に参加したときの写真。痩せて小柄なSさんが、大きすぎてだぶだぶの縦縞ジャケットを着込み、サングラスで格好つけている。歯が一本もなく入れ歯もしない口元は、凄みを利かせるには少し無理がある。彼には悪いが、ちょっと滑稽に見える。しかし、Sさんを少しでも知っている者には、切ないほどに彼の気骨が伝わってくるいい写真だ。

Sさんは口から食べることができない人だった。入所時に持参した看護サマリーからその経緯を抜書きする。

●Sさん。男性、七一歳。
●平成元年ごろ、脳外科入院。平成九年脳外科病院入院（病名不明）
●平成一〇年四月九日、駅改札口で倒れているところを発見。救急車で脳外科病院に入院。脳梗塞の診断。右上肢麻痺（三角巾で固定）、嚥下および咀嚼障害あり。四月二〇日経鼻胃チューブ自己抜去。五月七日胃ろうチューブ造設。会話困難あり、意思疎通不可。リハビリ室への出棟で興奮。ベッドサイドリハのみ。喀痰喀出困難、吸引。
●平成一〇年九月一七日、G病院へ転院。リハビリ拒否。注入食拒否。寝ている間に注射器ですばやく注入。注入後の白湯、薬拒否。散歩や売店での買い物は楽しそう。好きなものを少量、口に入れてじっくり味わってから吐き出す（ナースの勧め）。便通確認はできない、怒り出す。左聴力なし、右難聴。意思疎通は筆談。失語症で書字の判読困難。
●平成一〇年一〇月二一日、G病院から老人保健施設へ入所。

障害、困難、拒否と、ネガティヴな表現が連ねられる。問題解決志向のケアプランにはうってつけの利用者だ。事の成否はともかく、ケアする者にとっての課題にはこと欠かない。ケアのベテランにしろ初心者にしろ、とにかく気になる目立った存在であるには違いない。このようなケースの場合、心理社会面でのアセスメントが重要だというのはケアにおける常識になっている。しかし、肝心のSさんの生活背景に関する情報は、ほとんどないに等しかった。入所時の相談記録にはこう記されている。

●愛知県出身。廃品回収業。独身。身寄りはない。飲酒・喫煙癖なし。
●ホームレス生活だったところ、M神父が生活保護手続きをしてアパート暮らし。入院中にアパートの補助金打ち切り。

身近に感じることのないホームレスという経歴。生涯のほとんどが謎に包まれていることで、ケアスタッフの関心は、Sさんに対する勝手な想像の世界をつくり上げ、そこを手探りするようなことになった。相談員からの情報だけが頼りであった。

修道会の神父として釜ヶ崎に住み込み、リヤカーを引いていたM神父は、ある暑い日にSさんと出会う。坂道で、Sさんが小さな体でリヤカーを引き上げていたのを、少し後押ししたのがきっかけだ。はじめは偶然であった二人の関係が次第に緊密になっていった。多くのホームレスの人たちとかかわりを持った神父にとっても、面倒な生活保護の手続きを最後まで我慢したSさんは珍しい人であった。どんな過去がSさんを孤独に追い込んだのかはわからないが、神父との出会いがその人生を大きく変えたのはたしかだ。看護者という役割を離れた街中では、路上に寝転ぶ人の姿を見捨て続けている自分にとって、神父とSさんの関係はまぶしく思えた。

しかし、そんな善意物語は勝手な空想だったことが、すぐにわかった。Sさんは人の善意に沿って生きるなどということは断固として拒否するつわものであったのだ。老健に面会にくるM神父にことばにならない怒声を浴びせかけ、今にも殴りかかりそうな勢いで追い詰めるSさんの姿に圧倒されてしまったのだ。質素な身なりで、自分で用意したおにぎりを弁当に持ってくる神父に、なんとも気の毒であったが、Sさんの怒りは止むことがなかった。アパートが引き払われたことに対する不満や、いまだ形にならない怒りまでが神父に向かって投げつけられていた。そのうち、神父はSさんに会うことをあきらめて、用件だけを引き受けていた。ナースが痰の吸引をするたびに、深々とお辞儀をして礼をいうSさんとは思えない行動だった。

老健でのSさんの暮らしぶりは、生真面目さと突然の怒りとの間で揺れていた。四人部屋のうち自分のベッドを昼間からずっとカーテンで閉め切り、誰も入らせない。同室の認知症の人が、カーテンを触わるだけでも「アーッ、ウーッ」と言葉にはならない怒りの声で威嚇し、職員がなだめに入っても、おさまる様子はなかった。下手をすると止めに入った職員に暴力行為さえ見られた。身長一四七センチ、体重三七キロと小柄であるが、怒ったときの力は若い男性職員でも手を焼くほどであった。人の邪魔さえなければ、自分のベッドやたんすの中は、左手だけを使い整理していた。麻痺のために、利き手の右手が使えないので、ずいぶんと時間をかけていたが、衣類や私物の細々とした物をきれいに片付けていた。もともと几帳面な性格であったことが、生活ぶりの端々にうかがえた。施設のプログラムにある集団体操やサークル活動、レクリエーションにみんなと参加することはほとんどなく、カーテンの中でごそごそしているか、ベッドに横になっていることが多かった。入所者の多くが階下のデイルームに降りて人影がまばらなときには、談話コーナーの隅で、一人で熱心にラジオ体操をしていた。自分の意志では動かなくなった右腕を左手で上げ下げして、関節が固まらないようにしていた。

こんなふうに、人とは離れていることを常とするＳさんが、ぼくたち職員に近づいてくるのは、胃ろうから注入食を入れるときと、痰の吸引を頼みに来るときぐらいだった。コミュニケーションはとりにくいが、認知症の人とのトラブル以外に、これといった問題もないＳさんは、そのうち、目立たない人になりつつあった。

しかし、入所して二ヵ月になろうとしたころ、注入食の拒否が始まって状況は一変した。Ｓさんは、唾液を飲み込むことさえ難しく、睡眠中などに無意識に気管へ誤嚥していた可能性もあり、慢性化した呼吸器系の炎症に悩まされていた。痰は粘っこく、咳き込んでも、なかなか口の中まで出てこない。口まで来ても、舌の運動がスムーズでないので、うまく吐き出せない。Ｓさんは、いつもティッシュペーパーで口の中を拭い取っていた。それでも、どうしようもなく、苦しいときに看護婦に吸引を頼みにくるのだった。

そんなＳさんが口から食べたり飲んだりというのは、まさに自殺行為としか思えないのだが、彼は胃ろうからの注入食や水分を拒否して、売店で買った丸ボーロを口に含み、ゆっくりと飲み込むという作業を続けた。ケアスタッフ全員によって、何度も経口摂取の危険性について説得が試みられたが、相手にされなかった。医師の指示で、食道から胃への造影検査がなされたが、糸のように細い通過が認められただけであった。それでも、Sさんが慎重に嚥下を試みている場合、明らかな誤嚥はないという所見だった。Sさんの頑固さを考慮して、しばらく様子を見るしかなかった。注入食の拒否はおよそ一週間に及んだ。からだが衰弱しているようには見えなかったが、もう何らかの対策を講じなければとみんなが真剣に考え始めていた。

Sさんは、売店に行っては、丸ボーロや牛乳を買って帰り、カーテンの中で、孤独な試みを繰り返していた。ベッドの横にあるゴミ箱はティッシュペーパーで一杯になっていった。赤ん坊が食べるものと真剣に格闘している姿は、切ないものがあった。買い物に付き合う職員に千円札を気前よくチップとして渡し、何度断っても引きさがることがなかったので、事務所にSさんのお金として再度入金するということが続けられた。Sさんの渡したチップの総額は、生活保護費に近づくほどだった。こうした行為も、Sさんの誇りを支えるものであった。チップをいくらあげても、お金は事務所から黙って戻ってくる。この奇妙な贈答関係にSさんは気づくことはなかった。

それにしても、いったいいつこんな拒食の関係が終わるのかと不安になっていたとき、Sさんが、注入食を再開した。拒否を始めたときも理由はわからなかったが、それが終わったときも同じだった。彼の気持ちが変わったことと、自分たちのケアとの関連がどうしても見えてこない。Sさんに、振り回されているという感じがした。しかし、少しずつSさんの行動には変化が現れてきていた。たとえば、注入食を入れるイリゲーターやチューブを自分で洗い始めたのだ。缶詰の注入食を入れる前にガーゼで漉すという儀式も始まった。注入食のスタンドも、Sさんの私物のようにベッドから離れなくなっていた。徐々にSさんは、胃ろうからの注入食の方法を自分なりのスタイルに変えていったのである。普通、注入時の体位は少し上体を上げた形にするのだが、Sさんは水平に横になったままで、注入のスピードも基準より速めてしまう。医学的にはよくない方法なのだが、職員からの指示を非常に嫌がるSさんを説得するのは困難であった。

胃ろうからの注入方法をSさん流に完成させると、次は吸引の自己実施を、要求するようになった。多少細かな操作を必要とする喀痰の吸引は、なかなか上手くできなかったが、諦めることはなかった。吸引の仕上げだけをナースが手伝うことにした。Sさんが生きるために必要な技術を自分のものにしようという気持ちが痛いほど伝わっていたからである。決して満足に痰の吸引ができるようになったわけではないが、自分専用の吸引機も購入してベッドの横に置くようになった。カーテンの内側にSさんの世界が出来上がってきた。

現実的には、Sさんがもう一度アパートを借りて一人暮らしをするというのは不可能であったが、退所の話が出るたびに、Sさんは読みにくい字でアパート暮らしへの希望を伝えた。鉛筆の先が折れるように力を込め、ギザギザに筆跡が折れ曲がりながら、「アパート」と書き上げるSさんを見つめる間、息が詰まるような気迫を感じていた。絶望や妥協とは断固とした一線を画するSさんの生きる姿勢には、理解を超える不気味な力があった。

さまざまに、強烈な印象を与えたSさんも、遠く離れた療養型病院に移ることが決まった。S

さんを見送るとき、それまで見たこともないようなSさんのすがすがしい表情に、職員は軽いショックを覚えていた。ほんの少しくらい悲しそうにしてくれてもいいじゃないか、という思いがあったのである。転院先の病院からの迎えの車がSさんを乗せて去ってしまうと、ある種の脱力感に襲われた。

自分たちケアスタッフが、Sさんの意向をできるだけ尊重したつもりでも、Sさんには一日も早く立ち去りたい不自由な施設でしかなかったのだ。お互いの思いは交差することなく離散した。「それで、よかったんだ」と、いまは思える。Sさんの生きざまに触れたあの日々は、たしかにSさんと共にいたのだから。

捨て子に別れを告げた芭蕉は、人が人にできることの限りを嫌というほど自覚していた。見捨てるほかなかった芭蕉と、飢えに泣く捨て子との出会いは無意味であったのだろうか。二つのいのちが、閃光を発するようにその切っ先を触れ合わせる一瞬。どんな結末がその後に続こうとも、それはいのちの物語である。ケアはいのちの物語だ。そこには喜びも悲惨も人の生きるさまと同じく限りなく存在する。

第3章　生きる技術・生かす技術

はじめに

「自分には真理を問う資格が、倫理について語る資格があるのか?」（鷲田清一『現象学の視線――分散する理性』講談社学術文庫、一九九七年、二三五頁）というつぶやきがある。このつぶやきを前にして、おもわず、ことばをのみ込む。つぶやきは、他に向けて自らの正しさを声高に述べ伝えようとするものではない。また、虚空に向かって独りごちるものでもない。ことばが、発したもの自身へと再び帰っていく事態としてつぶやきはある。真理への途上にある思考においてこぼれ落ちてしまったもの、足元にこぼれてしまったものを見つめなおすことで気づく事柄――つぶやきは容易に他に併呑されることを拒む強さを持っている。つぶやきは理論化される前の具体的生の実感に基づいたことばなのだ。理論化されにくいもの、語り難いことへのこのような自問を抜きにしては、倫理の語りが容易に倫理の騙り（かた）へと変質してしまう。このことを注意深く意識しながら、これから「生きる技術・生かす技術」という問題に取り組もうと思う。

倫理が、人が人と関わりつつ生きるなかで考えざるを得ない問いに答えようとする限りのない努力であるならば、事実、ぼくは嫌でも倫理について考えなければやっていけないところで生きている。ぼくはナースになった男なのだ。

さまざまな現場で問われる倫理、つまり応用倫理が応用であるのは、倫理が具体的な生きた問題にかかわるからであろう。であるならば、誰が誰に向けてどう語るのかが、語られる内容と同じく重要なポイントになるはずだ。

ぼくはかつて血液透析療法に従事するナースであった。さまざまな生と死が機械をはさんで交錯する透析室。現場にいたあのときには、語るすべがなかったことばを、自分と患者さんとの出会いの経験を丁寧にさぐりなおすことによって、いま、あのひとたちに届けたい。

1　どうして、こんな目に

病院の中では、準清潔区域とされている透析室。慢性腎不全患者の血液をポンプを使って体外に導き、ダイアライザーという、半透膜を中空糸にして束ねた透析器に通してから患者の身体に戻す。半透膜の外側には透析液が流れており、拡散の原理で血中の老廃物の一部が除去される。また限外濾過や浸透圧を利用して血液中の水分を除去する。いずれも、腎臓の働きである体内老廃物と余分な水分の排泄の一部を代行するものである。原理的には単純だが、透析状況を監視する機械はコンピュータで制御されている。健康な腎臓は休みなく働くが、血液透析は標準で週に三回、一回が四時間の治療である。計算すると一四倍のスピードで腎臓の代わりをするわけだ。当然、身体には大きな負担がかかる。体液の組成が急に変化することで引き起こされる不均衡症候群は頭痛や吐き気を、体液量の急激な減少による血圧低下は、ときにショック状態さえ起こす。冷や汗が出たかと思ったら気を失ってしまうのだ。腕に太い針が刺さり、すごい勢いで血液が外に出ている患者にとっては、機械のアラーム音は肝を冷やす大音響に聞こえるという。透析が終わったあと、針を抜いても容易には止血しない。血が固まらないよう薬が使われているし、多量の血液を確保するために動脈と静脈を吻合したシャント血管は太く曲がりくねり、押さえる指をはね返すほどの勢いでドクドクと血液が流れている。ほっとして力を緩めたとたんに血が噴き出すこともある。血液透析は身体的苦痛と心理的緊張を伴う治療なのだ。血液透析にはさまれた間の生活も、厳しい水分制限や食事制限があるし、腎不全による症状も身体を苛（さいな）む。疲れやすく、夜は眠れない。また、周りの人からは、そのしんどさが理解されにくいという悩みもある。一見普通の人にしか見えないので、死と隣り合わせに生きている苦しさや不安を語りにくいのだ。腕の皮膚の下からシャント血管がうねり、皮膚を持ち上げ蛇行しているのを、長袖のシャツで覆うのは、命綱のシャント血管を保護するだけではないこともある。

「どうして、こんな目にあうのか」ということばがさまざまな変奏をもって語られる。慢性腎不全という根本的治癒が不可能な疾患に陥り、血液透析という苦痛に満ちた治療を抜きにしては自らの生命を維持できない運命に対する問いである。ある人は「罰が当たったんやな。前世の因縁や」という。またある人は、「運がないんだ」とつぶやく。しかし、その語る表情は、諦めきれない悔しさがにじんでいて、聴く者の心に鈍い痛みを感じさせる。病が人間にとって避けられないことは、誰でもが理性的には知っている。しかし、なぜ自分が、この病気でこのような苦しみを受けなければならないのかについては、納得しがたいのが常である。「どうして」という問いに、病因についての医学的な説明をしたところで、答えにはならない。「なぜ、この私が苦しまなければならないのか、人生の意味は何なのか」といったきわめて深い実存の底からくる問いに答えることは容易ではない。

「どうして」とことばに出せる人は、まだしも救いがあるのかもしれない。同じ気持ちを抱きながらも、解決がつかぬ難問だと予感して、この問いを自らに禁じて、人に語るべき問題ではないとして、ひとり自分のなかでだけ、この問いを繰り返している人もいる。ことばには現れない苦悩が、語らぬ人の瞳に宿るのを幾度も経験した。「病気になったことは、もう諦めた。前向きに生きなくてはねえ」と明るく語る人も、ときに暗い翳りの表情をみせる。

人間にとって、という一般的な事柄でなく、ほかの誰でもないこの私の苦しみの意味は何なのかが問題なのだ。だから、この問いかけに、誰にでも通用するような答えを返すことは、核心に触れない。訳知り顔に同情しても「あんたには、分かるはずがない」と拒絶されてしまう。答えるすべのない問いの前に立たされて、ナースは絶句する。あるいは、ごまかしてしまう。他者との超えられない深淵に身のすくむ思いが募る。患者にしてもナースにしても四六時中、このような困難の前にあるわけではない。しかし、ふと漏らされた思いが、解決のないまま忘れられたように過ぎていく時、この問題が、人間にとって直視し続けるには耐え難いものであることが痛感される。

2　死の準備

最も語られることの稀なのが、「もっと、生きたい」ということばである。あまりに自明の願望であるからだろうか。それとも、ことばにした途端に跳ね返ってくる現在の厳しい状況が、このことばをためらわせるのだろうか。直截に「もっと、生きたい」とは語られずとも、血液検査データの結果や、他の医学的検査に過敏なほどに反応する人は多い。自分が感じる体調よりも、医師から説明される検査の結果を気にする。慢性腎不全から生じる問題のすべてが医学的に対処できるわけではないことを、医療者は何度も説明する。血液透析の限界や未解決の合併症が多くあることを納得するのは難しい。患者の希望や期待は、常に医学の能力を超えている。

「先生に用事はありますか」と尋ねた時、長年透析をしている患者が「腎臓を治して欲しい、おしっこが出る薬をください」と冗談交じりに答えることがある。「ひょっとしたら、昨日ぐらいに新しい薬ができたかも知れません。先生に聞いておきます」などと、こちらも冗談で返し、まともには取り合わない。が、笑い飛ばした後の顔が凍りつき、うまく元に戻せない感じがする。

医学研究は慢性腎不全の病態について解明を進め、根本的な治療法を追い求めている。まだ見通しは明るくはないが、医学という学問は諦めてはいない。すべての病気が克服されるまで、見果てぬ夢を追い続けている。一部の感染症を駆逐した医学の力を、あらゆる病に対して及ぼそうというのが現代医学の野望でもある。透析患者であっても、そのいのちを脅かすのは腎不全だけではない。人である限り、どんな理由であれ死ぬ可能性はある。しかし、腎不全で医療の下にある限り、腎不全では死にたくないのだ。医療に対する期待がここにある。医療が「もっと生きたい」という願望の理由を問うことはない。しかし、「もっと生きるべきだ」という延命中心の医療に関しては、反省もある。

二〇年を超える長期透析患者であるAさんから、「安楽死の書類を書いてくれへんか」と頼まれたのは、なんでもない日の朝のことだった。「もう、ずいぶん長いこと、透析をやってきた。そんなに先は長くないと思うんやけど、意識がなくなったら、もう透析はしていらんのや。あんたは、そんな勉強をしてるって聞いたから、頼むわ」。淡々とした口調で語る彼の表情には、落ち着きとある種の決心が読みとれた。

動脈血を無理やり静脈に流し込むシャント血管のために、本来動脈で栄養されるはずの部位が血流不足になるトラブルがある。彼の親指がこれで失われた。切断術を受けることになった時も、泣き言一つ言わなかった。術後の消毒処置の際、四本指になった自分の左手を「きれいに治ったな」と見せ、「もう、手の感覚は、両方とも無いんや。だから、あまり不自由は感じん」と飄然(ひょうぜん)

として話していた。血液透析が、まだ一般的な治療として普及する前から、透析患者として生き延びてきた彼のことばには、耐え続けてきたものの強さと諦めがあって、看護者の励ましなどを不要に思わせた。どうしようもない苦しみへの対処にかけては、苦しみに耐える患者の声にこそ真実はある。看護が分限を知り、なおかつ絶望に到らずにすむのは、このような患者の声に支えられているからにほかならない。

Ａさんが、ぼくに安楽死（というより、透析中止）の問題を尋ねるようになったのは、病院内に張り出されたぼくの院外発表の要旨を読んでのことである。病院総務の前の壁に貼られていたその要旨は、普通には患者さんの通ることの少ない廊下にあったが、Ａさんは、それを読んでいたのだ。医療者と患者が対等の市民の立場で、終末期医療のあり方を考えていこうとしている日本ホスピス・在宅ケア研究会というところでの発表であった。その要旨を紹介する。発表は平成八（一九九六）年六月に行った。統計上の数字は当時のままである。

「透析医療の現場から終末期医療を考える」（抄録）

発表の動機

透析医療の現場で終末期患者の看護がどうあるべきかに悩んでいる。現状の問題点を明確にし、今後の展望を探りたい。

序論

透析療法は、治癒不可能な致死的疾患である「慢性腎不全」の告知から開始される。血液透析は、生涯続けなければならない延命治療であるが、患者の社会復帰まで可能にした画期的な治療法で、現在一四万人以上の患者がいる。透析歴の長期化と、高齢者や重症例の透析導入も増加し、終末期の透析医療のあり方が問題となっている。

本論

透析医療の歴史は、急性腎不全患者の救命治療から始まった。その後、慢性腎不全患者の延命治療としての役割が大きくなり、現在では二〇年を超える長期延命が可能になっている。透析医療を取り巻く社会環境も変化し、患者の医療費負担が軽減され、国民の誰でもが透析治療を受けられるようになった。しかし、終末期医療を予想せぬままに進んでしまった透析医療は、一方で、先端医療技術が陥る倫理不在の状況にあるともいえる。特に象徴的なものとして透析中止の問題がある。

透析療法の限界性と、生涯続く治療であることを説明され、透析導入を拒否する例もあるが、多くの患者は透析療法を受けることを決断する。しかし、この時、終末期のあり方として透析中止に関する患者の意見が聞かれることは非常に少ない。透析療法が尿毒症による死を解決したとしても、患者は死そのものから逃げるわけにはいかない。透析療法が患者の生命を支え、その人らしい生き方を可能にする維持期安定透析では、透析中止は問題となることはない。また、患者の心理的問題から生じる透析拒否については、医療者は全力を尽くして、その対処に当たるべきであると思う。

問題となるのは、透析療法が終末期患者に苦痛のみを与える単なる延命処置に変質してしまった場合の透析中止の問題である。現状では、患者本人の意思で終末期における透析中止を決定することは少ない。壮絶とも思える終末期における透析療法に対して、家族が苦悩し、透析中止を申し立てる場合がほとんどである。その際も、透析の継続と中止で家族間の意見が分かれたり、透析中止の決断が患者に死を招くことに対する躊躇など、複雑な思いが交錯する。

結論

単なる延命治療ではなくなった透析療法は、終末期医療に対して立場を明らかにしていかなければならない。終末期の透析医療に関する患者の決定権を確保する努力が必要である。

提言

患者と家族、医療者が、透析中止の問題について一度は話し合っておく。医療現場で「死」を語り合える環境をつくる努力をする。「死の準備教育」的な取り組みを、透析看護の視野に入れる。

おわりに

今回の発表を通して、さまざまな人達と議論できることを心から願っています。医療が進むべき道を見つけたいと思います。

透析医療の現場から離れて、認知症ケアにどっぷり浸かっているいまの自分が読み返すと、妙に気負ったことばの端々が気にかかるが、当時は真剣だった。実際に、意識状態もはっきりしない終末期の患者が病室透析で痙攣を繰り返す様子に、家族が見ていられないと病室を出て行ったとき、心電図モニターを見ながらの緊迫した透析看護に必死になっている自分が疑問に思えて仕方なかった。血圧が下がりすぎ、透析に必要な血液量が確保できなくなったりしても、慌てないぐらいには透析中の身体管理の技術は身につけていたが、かえって冷静に対処するプロの看護師としての自分に違和感があった。

いのちの終わりを間近にひかえて透析器につながれた患者は、もはや表情ともいえないような顔面の筋肉緊張を示し、ことばとはほど遠いうなり声を上げる。じっとりとした冷や汗が病衣を湿らせ、酸っぱい透析液のにおいと交じってせまい病室の空気に満ちる。結局二時間も透析を続けられずに中断して、病棟から透析室に戻る。明るい蛍光灯で照らされた広い透析室では二〇人近い患者が静かに透析を受けている。「この人たちは家に帰れるんだ。あの人も、この間までは皆と一緒にここで透析をして家に帰っていたんだ……」。

それ以上考えるのはやめて、仕事に戻った。けれども、自分が気づいた問いからは逃げることはできない。当時、院内でターミナルケア研究会という仲間たちがいたので、一緒に考えるようになり、あの発表につながったのだ。

結局、Ａさんの安楽死の書類は奥さんの反対で書かれることはなかった。しかし、Ａさんをはじめ何人かの患者さんと、死の問題を話し合うきっかけにはなった。それから、透析の患者さんが日本ホスピス・在宅ケア研究会に一緒に参加するようにすらなったのは、発表した頃には想像もできないことだった。

3　ケアに根拠はない

その患者は三〇を少し出たばかりの独り者だった。中学校を出て以来、建設現場で枠組み工という仕事をしていた。ある日、足場から転落したことが、彼の人生を大きく変えてしまう。腎臓破裂の重傷からいのちを取り戻した彼は、透析療法なしには生きていけない体の持ち主になっていた。仕事を失い、生活保護を受けながら週三回の夜間透析に通う。透析を受け始めてほぼ一年が過ぎ、透析に慣れ始めてきた頃、酒の匂いを漂わせてやってくることが多くなった。普段は口数の少ない伏し目がちの彼が、酔ってきたときだけは、陽気そうに振る舞う。小さな釘ほどもある針を彼の血管に刺しにきたぼくに、「うまいこと、頼んまっせえ」と元気がいい。パチンコや競馬で金をすったこと、おもしろかったテレビのこと、うまく呂律（ろれつ）がまわらないながらも早口でしゃべり続ける。ぼくは、酒を飲んできたことを指摘したり咎めたりはしなかった。透析仲間の患者さんから耳にする彼の寂しい日常を思うと、つかの間のはしゃぎぶりに水を差す気になれなかったからだ。一回四時間の透析治療の後半には、彼の酒も抜けてしまう。酔っていびきをかいていた彼が、いつの間にか、ただ静かに目を閉じ横たわっているようになる。透析中の血圧測定にいくと、少し目を開けて、ばつの悪そうな表情をチラッと見せる。

透析が終わり、ベッドから更衣室に戻る彼は、肩を落とし足を引きずるような疲労に覆われていた。この数時間の落差が、彼を見る者の気持ちを掻きむしる。昼間から酒を飲むようになった彼を心配して、あれこれと諭す患者仲間もいた。酒が切れた彼は、ただうなだれて聞いているだけで反論もしない。ある人たちは、汚い者を見るようにして彼には近づかないでいた。実際、一人暮らしの彼は洗濯も充分でなく、汚れて臭う靴下をはいていた。自分が生きていることを忘れるために生きている、そんな気配を漂わせている彼に近づくことは、いつも自分の死を意識しなければならない透析患者にとってはしんどい話なのだ。同じ痛みをもつ者が、常に味方であるとは限らない。では、看護者はどうなのか。

透析の現場では、患者の自分自身の悲運に対するやりきれなさが、看護者に対して攻撃的に向けられることがある。二〇年以上透析を受けている患者は、たまに酔って透析に来て「酒も飲まずにやってられるか、お前らに透析患者の気持ちなんかわかってたまるか、お前も透析してみろ」とスタッフをなじることがあった。経験の浅い看護者は、この場面でことばを失い、傷ついてしまう。「わからないよ、そんなもの。だけど、ぼくが透析したら、あんたの透析は、誰にしてもらうんだ」と言い返すこともできる。もっとベテランの看護者は、まるで相手にせず、「ごちゃごちゃ言わずに、早く腕を出しなさい」と、透析の針を刺してしまう。この場合に比べれば、酔ってやってくるのは同じでも、少しはしゃぐだけで、文句など言わない彼は、特別問題にもされずにやり過ごされることが多かった。さきのベテラン・ナースだけは、「ちょっと、ご機嫌さんねえ。お仕置きに痛く刺そうか、アッハッハ」と彼をいたぶっていた。その光景が、なぜか優しいものに見えて、ぼくには不思議だった。

あるとき、彼は病院の送迎バスに乗り込むときに、酔ってステップを踏み外し、顔に傷をつけてきた。透析は血を固まらせない薬を使うので、血の出る傷があるとやっかいになる。おまけに、その日はかなりの酔い方で、透析中の血圧が下がってしまい途中で止めてしまわなければならなかった。医師とも相談して、緊急的に入院することになった。入院中は酒を飲むこともできないが、通院にもどれば、酒のトラブルは再燃するだろう。どうにかして予防線を張りたいというのが透析スタッフの望みになった。退院前に、医師から飲酒の弊害についてかなり厳しい指導がなされた。医師が話をするときの彼は、ただうなだれて小声で「はい」を繰り返すだけだった。通院するようになってからの禁酒指導は、看護スタッフのぼくがすることになった。アルコール依存は、「わかっちゃいるけど、止められない」のがつらい病気で、指導や説得が功を奏すとは思えなかった。ぼく自身がすぐに酒へと逃げ込む質なので、聞きたくないことばはわかっていた。とにかく、少し時間を見つけて彼と話をすることにした。最初はビクビクした様子で、卑屈な態度を見せていた彼も、ぼくが彼の飲酒を責めないことを感じて次第にしゃべりはじめた。

仕事をやめた今でも、新しいアパートを借りる余裕がないので、以前雇ってくれていた親方が用意してくれた職人たちのアパートに住んでいること。透析をしないと生きていけない自分だが、見た目は普通の人と変わらないので、元の仕事仲間からは怠け者扱いされている。だから、アパートにいるのもつらい。体に無理のない仕事を探してみたが、学歴もないし、週三回も透析のために病院へ行かなくてはならないので、駄目だった。もしも働くと生活保護も打ち切られて、経済的には、今の暮らしと大して変わらない。何のために生きてるのか、わからなくて嫌になってしまった。前は、仕事仲間と一緒に酒を飲んだり飯を食べたりしてたけど、顔を合わせるのがたまらなくて、近くのお好み焼き屋に通うようになった。この頃は、そこのおばちゃんと仲良くなって、ずっと入り浸りなんだ。それで、酒でも飲まないと悪いかなと思って、ついつい飲んでしまうんだ、と。

彼の話を聴いているうちに、ぼくの方が逃げ場のない気分におそわれた。何度か、夜の更衣室で、彼の話相手になっているうちに、そのお好み焼き屋のおばちゃんも独り者で、歳はずいぶん離れているが、愛人関係に近くなっているらしいことがわかってきた。透析室に酒気を帯びてくるようになった頃は、すでに金を払わなくてもいい間柄のようだった。すべてに見放されたと感じ、生きる希望も見つけられない彼にとって、寄り添っていけるのはそのおばちゃんだけで、おばちゃんも酒を飲ませることでしか彼をつなぎ止められないようだ。夜間透析の仲間が、一緒にその店に行ったこともあるらしいが、あまりに歳の違う二人を見ているとやりきれなくなると、つきあう人もいなくなっていた。

ぼくは、とうてい自分の手に負える問題ではないと感じていた。彼の体は、習慣化した飲酒でボロボロになり始めていた。透析も途中で止めることがしばしばになってきた。ある日、「西川さん、一度一緒に飲みに行かないか」と誘われたのを断った。そして、それをきっかけにして、酒を止めるように彼を説得しようとした。通院で治療してくれるアルコール依存の専門病院や、ソーシャルワーカーへの相談も持ちかけた。この機会を逃せば、ぼくが看護者として彼に接することはできなくなるという気がして、必死になって話し続けた。しかし、彼の表情は力なく寂しそうになるだけだった。その次から、彼はぼくと目を合わせないようになってしまった。ぼくは、相変わらず説得を続けた。言い返すこともない彼には、もう届くことばはないと思いながら、自分の気持ちもさめていき、彼を裏切ったような後ろめたい気分もあった。結局、ぼくは何もできなかった。ぼくが透析の職場を離れてしばらくして、彼が死んだことを人づてに知った。酒で早めた死であった。

彼とぼくの出会いは、患者と看護者。それ以上のものではありえなかった。看護者として相手の中に見つけた問題と、彼が抱いていた辛さは交わり合わず、互いにすれ違うしかなかった。人の苦しみが、患者と看護者という枠組みの中にすべて収まるはずもなく、しかし、患者と看護者という関係でしか出会うことのなかったぼくたちに、別のありようがあったのだろうか。お好み焼き屋のおばちゃんよりも、ぼくの関わりの方が正しかったとしても、ケアの根拠などぼくにはありはしない。

4　味噌汁の意味

彼は小柄な身体がさらに痩せて、もう体重は三〇キログラムに近づいていた。歩くことはおろか、立つことも難しいのでストレッチャーで病室から透析室に運ばれ、体重計つきのベッドへ移される。血液透析では、血液中の老廃物を浄化し、尿が出なくなって体内に溜まった余分な水分も除去するので、透析前後の体重測定が必要なのだ。ベッドへの移動はナースが四人で慎重に行う。多発性骨髄腫のため、少しの外力で病的骨折を起こすからである。彼は自分の身体が持ち上げられるとき、ギラリとした目つきでナースたちをにらむ。頬骨が無精ひげの下から浮き上がっている。病衣の前がはだけて肋骨が波を打っている。

彼は五五歳の一人暮らしの男性、一度の結婚歴があるが、わずか数日で別れたという。「性的な無知が原因か?」と妙なコメントがカルテにあった。兄が一人いるが遠く離れていて、ほとんど交流はないという。小さなダンボール工場で長年働いてきたが、体調が思わしくなくなり、病院を受診して腎不全が見つけられた。すぐに入院し透析に導入されるほどの悪化であった。酒もタバコもやらず、小さなアパートから自転車で仕事場へ通う慎ましい生活を送っていた彼には納得できない病気だった。腎不全の原因を探るうちに多発性骨髄腫が判明し、病名が本人に告げられている。予後不良の病名について、彼がどのように理解しているかはわからなかった。最初に受診した病院からより専門的な治療を受けるために転院してきたばかりで、口数の少ない彼からは多くを知ることはできなかった。

病棟ナースから透析室への申し送りで、彼が点滴を勝手に抜き去っていたり、同じ部屋の老人患者へ「お前なんか、早く死んでしまえ」と罵ったりするということを聞いても、ぴんとこないほど、彼は透析室では静かだった。ただ、ときおり開く目は暗い怒りを感じさせる鈍い光があった。

透析室は一つの部屋に、中央のナースステーションを囲んで二〇台ほどの透析機械とベッドが配置されている。血液透析導入初期の入院中の患者と、体調の安定した透析維持期に入った外来通院の患者さんとは、おおまかにグループ分けされている。外来患者は、透析の前に隣同士で雑談をしたり、けっこう明るい雰囲気もある。しかし、全員の透析が始まれば、水を打ったように会話は消えて静かな透析室になる。血液を体外循環するポンプの機械音が重なり合って、一定のリズムと強弱で繰り返される単調な音の空間になる。人の声は小さくそこに挟み込まれる。

入院中の彼は、そんな静かな透析室になったころに病棟からやってくるのだ。部屋の隅にあるカーテン付きのベッドが、彼の場所だ。透析中は一人のナースが四人ほどの患者を受け持ち、血圧測定や透析状況の管理を行う。ある日、彼の受け持ちは産婦人科病棟から転属されて間もない若いナースだった。まったく畑違いの部署で、おどおどしながら看護している彼女に、突然、

「もう……ひと思いに、ばっさりとやりたいわ……」と彼がつらい心境を打ち明けた。こんなことの経験も少なく、どう答えていいのか混乱したナースは泣きそうになってしまう。彼は少し嫌味な笑いを浮かべて、また眼を閉じたという。

その日のカンファレンスでこのことが取り上げられた。予想以上に多くのナースが彼に対して不気味な恐れを感じて、近づきにくいと思っていること、しかし、それがナースとしての自分には許せないことだとも感じていると話し合われた。どうすればいいのか、とにかく彼の少ないことばをみんなが知るために記録をしよう。

その方法として精神科看護でよく用いられるプロセスレコードという方法が提案された。これは、患者とナースの間で交わされる言動を丹念に記述し、その背景にある心理にまで考察を加えようとする記録方法である。血圧や脈拍の線グラフや、透析条件の数字ばかりが目立つ透析経過記録に慣れたナースには書きにくい記録で、特に自分がそのときどう感じたかを正直に書くことにはためらいが強かった。だが、どんなにつまらないと思えることばも聴きとめて文字にするということで、見え始めたことがあった。

ある日のプロセスレコードに「味噌汁が飲みたい」という彼の発言が記録されていた。透析食は塩分や水分の制限があって、味噌汁が出されることはない。このときのナースの返事も、食事制限の必要性を説明するものであった。これを読んだとき、何かがしたいという積極的な思いが彼の中にあることを知って、チャンスだと思った。一〇年以上勤めた精神科看護で身につけたぼくの勘である。

透析中に食事をするのはかなり難しい。血液を体外循環させるための太い針が片方の腕に二本も刺されて動きがとれないからだ。一分間にコップ一杯に近い血液が出入りするのだから、腕の動きには慎重になる。器用に上半身を起こしオーバーテーブルで食事をする人もいれば、自分の血液が流れるチューブの横に配膳してもらい、身体を少し横向けて食べる人もいる。食事の影響で血圧が下がる人には、寝たままでの食事方法がすすめられていた。彼も寝たままで食べなければならない。いつも配られた食事に箸を数回つけただけで止めてしまう。食べにくいというより、食べたくないのだ。透析中に限らず、病棟でもほとんど食べない状態が続いており、IVH（中心静脈栄養）も検討され始めていた。

何かを諦めたような虚ろな顔で天井を向いている彼のそばには、魚のフライとゆでた野菜が皿に残っている。「うまそうじゃないね。フライはパサパサ、油も多いし、野菜も情けない格好やなあ。家じゃ、もっといいもん食べてたんでしょう?」と、血液回路のチェックをしながら話しかける。ぼくの少しぞんざいな言い方は、かえって彼の護りを緩めた。「家でかあ……いつも朝には味噌汁を、めちゃくちゃ熱い味噌汁を冷や飯にかけて食べるんや、うまいでえ。そんで、張り切って自転車をこぐわけや。いつも俺が一番乗りやからな。下っ端やから、頑張らんとあかんねん」。遠くを追うような目つきで話し始めた彼が、味噌汁のことになると声に力を込めた。「味噌汁には何をいれるの?」と続けると、「豆腐がええなあ、栄養あるんやろ。ご飯にかけてつぶして食べてしまうんや、一発で元気になる」と見たこともないような笑顔で答える。「ごっつい味噌汁パワーやなあ」と、ぼくも大げさに反応する。しばらく、味噌汁には葱を入れるのが好きかどうかなど、まわりからすれば、他愛のない話でしばらく盛り上がった。ぼくはしゃべっている間も、透析器のチェックや、血圧測定などを次々とこなしていく。じっくりと話に耳を傾けるというのではない。そして、「まあ、この不味そうなのは片付けるわ。食べてない分、体から水を引くのを減らすからね」と話を切り上げた。

この日、ぼくはある決心をしていた。「どうにかして、彼に味噌汁かけご飯を食べてもらおう」と。彼が病院に透析患者としている限り、味噌汁が出されることはない。味噌汁は、彼にとって希望なのだ。熱い熱い希望なのだ。一人暮らしのわびしい食卓に、熱い湯気と味噌の香りがたちこめる。一日の始まりに弾みをつけるスタートなんだ。味噌汁一杯程度の塩分や水分量は、透析で除去できる。何も迷うことはないだろう。これで、彼の何かが変わるかもしれない。いや、きっと変わるはずだ。

自分に浮かんだ思い付きを、カンファレンスで透析室の同僚たちに得々と述べ立てた。強硬な反対意見はなかったが、「他の患者さんの手前もあるし、そういう個人的な扱いはどうだろう。栄養科の協力はえられるのかしら。ドクターにはどう説明するのか、病棟のナースにも意見を聞かなくていいのか、継続的にできないことじゃないか」など、慎重な意見も多数出され、結論は出なかった。ぼくには、どの理由もナースの自己弁護のための言い訳にしか聞こえなかった。自分の提案が通らなかった悔しい思いと、臆病な同僚たちに少し腹も立てていた。けれど、慎重派のナースたちも彼とことばを交わすごとに、味噌汁の話題が一番長く続くことに気づき始めた。相変わらず、食事にほとんど手をつけない彼を見て、スタッフの気持ちが味噌汁に集中し始め、ついに味噌汁を出すことになった。その日ぼくは研修で出張していて、後から話を聞いた。透析室のナースが職員食堂で買ってきた五〇円の味噌汁を温めて出したところ、彼は黙ってご飯に味噌汁をかけて食べてくれた。何か一所懸命な食べ方で、見ていて胸が熱くなったと、ぼくに教えてくれたナースは、その場面を思い出すだけで目を潤ませた。

味噌汁が出されたのは、結局その日だけだったが、彼は変わった。それまで見向きもしなかった食事に少しずつ箸をつけるようになっただけではない。彼に対して差し出される手にも、身を任せられるようになってきたのだ。緊張する新人ナースに軽い冗談を言ったり、何かしてもらうと「ありがとう」と恥ずかしそうに小声で言うようになった。食事の量は改善されたが、病気の進行は止まらず、緩慢に体の調子は悪化していった。「味噌汁」は彼の体に、苦しみを抜き去るような奇跡をよんだわけではない。が、病の苦しみをただ彼ひとりだけで背負うのではないことを可能にした。人のやさしさを受け入れるやさしさが彼だけではなく、彼を取り巻く人たちをも大きく変えていった。

5　生への自由

病院に週三回通い、一回四時間の血液透析を受けなければ、確実に死を迎えてしまう。決して医療から離れた毎日を送るわけにはいかない。たしかにその意味では透析患者であるが、患者というより透析を活用した生活者、透析者と呼ぶのがふさわしい人もいる。

透析室では、それほど目立たない人たちだが、いったん外で出会うと、その生き方に眼を見開くことがある。ぼくがこの文章を書こうと決めたとき最初にしたのは、透析室で一番おとなしい患者だと噂されていた山本さんに会いに行くことだった。ぼくが透析室をやめて五年が過ぎ、久しぶりの再会だった。

電話で決めた待ち合わせ場所に、山本さんは車でやってきた。営業の仕事であちらこちらと飛び回る忙しい時間を都合して駆けつけてきてくれた。ぼくが少し遅れて到着すると、真っ黒に日焼けした顔に白い歯を光らせてにっこりと微笑んで迎えてくれた。贅肉のないスポーツマンの体格にカジュアルな服装が清々しい。知らない人が山本さんをどう見ても、彼が一級身体障害者だとは気がつかないだろう。

さっそく喫茶店に入って、山本さんの話を聞き始める。「生きる技術・生かす技術」というテーマで文章を書くのだが、透析を受けるようになってからの工夫みたいなことを聞かせてほしいと頼んだ。運ばれてきたアイスコーヒーを丁寧に飲みながら、彼の話は始まった。

「ぼくには、やりがいのある仕事がある。これが、とても大切なことなんです。ぼくの場合、夜間透析といっても夕方前には透析を受けなければならないので、時間の面で何かと不自由ですが、社長が理解のある人ですから助かっています。でも、仕事の責任は重いんですよ。もう歳も五〇を過ぎましたからね。収入もそれに応じていただいていますが、今日も顧客のクレームに対処してきたばかりです。ぼくが責任者として話をつけなければならないんです。しんどいことですが、社会生活の中で責任を持てるということ、これが自信と誇りにつながるんです。夜間透析の仲間のうちには、楽に透析を受けるために仕事から逃げようとする人もいますが、かえって駄目になってしまうと思うんです。だって、仕事を辞めたりしたら毎日の生活のリズムは透析に支配されてしまうじゃないですか。

もちろん、ぼくは仕事よりも休みの日が楽しみですけどね。貸し農園ってあるでしょ。休みにはいつも行くんです。ジャガイモ掘ったり、土をいじっていると楽しいです。ゴルフも大好きですね。『万葉集』で歌われる場所をハイキングしたり、休みのほうが忙しいみたいですよ。体を動かすことが好きだから、体調はいいです。食欲もあります。

食べる楽しみって大切ですよね。西川さんにこんなこと言うのも変だけど、お医者さんや看護婦さんは、カリウムが高くなると心臓が止まるから生野菜はダメ、刺身はダメって、血液検査のたびに言うじゃないですか。満足に水も飲めなければ、うまいものは食べてはいけないものばかり。まともに聞いてたら生きてるのが嫌になりますよ。たしかにカリウムが高くなってくると、唇のあたりが妙にビリビリしてくるんです。自分の体でわかるようになってきました。でも、透析を受ける日には、直前に喫茶店に寄って大好きなハンバーグ定食を食べるんです。繊切りキャベツが山ほどあって、すごく美味しい。ガーンとカリウムが上がるのはわかっています。お昼ごはんを楽しんで、透析室に行くとダイアライザーが輝いて見えますよ。これがカリウムを洗い流してくれるんだって。はじめて透析を受けたとき、どうしようもないほどだるかった体がすっとして、これで生きられるって思いました。ダイアライザーが生きる力をくれたんです。

ぼくは母親と同じ嚢胞腎（のうほうじん）で腎不全になったんですが……、母は、ぼくが大学二年のときに死にました。まだ透析療法が一般的ではなかったころです。

ぼくは透析を始めて、もう一二年になります。カリウムで急死するなんていうことより、長期の合併症の方が心配ですよ。今の病院はやさしいけど、透析導入で厳しい患者教育をしてくれた病院が懐かしくなるときがあります。看護婦さんが勉強もしないで、こっちが相談しても何も返事してくれないというのは困るんです。西川さんもベテランになったと思ったら、辞めてしまうしね。ほら、病院の看護婦さんは異動があるから、ベテランが育たないんですよ。まあ、あまり過大な期待はしないようにしていますけど。医療っていつも患者の問題より遅れてくるじゃないですか。ぼくは先に手を打ちたいんです。

手首のシャントに瘤ができ、それがだんだん大きくなって手術をしたときも、透析とは別の病院で受けたんですが、自分なりに探しましたよ。目の前にいる医療者だけにもたれるのはまずいと思うんです。相手を頼りにするかしないかは、自分がじっくり見て決めることですよ。透析の条件、どのダイアライザーを使うのか、血流量をどうするか、ドライウェイト（透析後の目標体重）をいくらにするか、薬はどうするか、できるだけ患者が選択する自由がほしい。

そのためには、ぼくたちにわかるように伝えてくれる人が大事になりますね。透析を続けてきてわかることは、やっぱり自分が生きることに真剣になって生きなければ、生きられないっていうことですよ。透析によって生かされるなかで、どう生きるかが問題なんですよ、やっぱり……」。

知らないうちに二時間近くが過ぎた。透析室では聞くことのできなかった話が次々に出てくる。ぼくは少し興奮さえしていた。患者として耐える人ばかりに眼を奪われていた自分には見えない生活があったという事実に、ナースである自分が励まされているようだった。山本さんが「また、会いましょう」といってくれたとき、ぼくは嬉しい宿題をもらった気分になった。

おわりに　生かされる技術

書き始めると、わずか六年ほどの透析ナースの経験が一生かけても尽くせない問いと学びに満ちていると実感する。技術は人と人とをつなぐものである。人間に特有なつながりのかたちが技術であろう。つながりは、支えであり奪うことでもある。技術がつながりのかたちであるならば、血液透析という治療に「生かす技術」を、透析者に「生きる技術」を、と簡単には振り分けられないはずだ。まだ、ぼくの考えはまとまっていないが、「生かされる技術」という見えない技術があるのではないか。「生かす技術」も「生きる技術」も、「生かされる技術」という背景があって、輪郭を浮き上がらせているに過ぎない気がする。「生かされる」といっても宗教的なことをいっているつもりはない。「生かされる技術」である限り、人と人のつながりの問題なのだ。積極的受動性の技術。柔道の受身の技をイメージしてみたい。一度も倒れないことが重要なのではない。倒れても立ち上がれるように受身をすることが、しなやかな弾みのある生のかたちになるはずだ。

覚えのない傷

「どうして隠すの。何もかも知っているくせに。どうしてよ。そんな困った顔したって誤魔化されない。私のことをみんなに言いふらすのはやめてよ。こんなに嫌がってるのがわからないの。私が苦しむのを楽しんでるんでしょう。いろんな手口で私を付け狙っているのは前から気がついてた。でも、最近あんまりひどいから先生に相談したのよ。そしたら、私の先生にまで手を回してたね。どんな恨みがあるっていうの。この唇の傷だって、私が寝ている隙にカミソリの刃を入れたのはばれてるからね」。

異動して間もない女子閉鎖病棟で、彼女からの妄想攻撃を受けるのは初めてだった。普段はおとなしく雑用の手伝いもしてくれる女性なので、呼び止められたときには、さして気にも留めなかった。でも、話が少しずつよじれてきて、まずいなと気づいたときには遅かった。ぼくは彼女の目を避け、口元あたりに視線を泳がせていたから、口角炎でひび割れている傷に話が行き着いたときには、ビクっとした。

しかし、弱った。どうしても深みに足をすくわれそうだ。さっきから、いろんな理屈が浮かんでくるが、おそらく無駄だろう。ますます変な方向に話が流されていくに違いない。相手の思いつめたまなざしに、じりじりとぼくは後ずさりする。話を聴いているうなずきも、力の込め具合に微妙さが必要だ。あまりに軽いと怒りを誘うし、強すぎれば相手の確信を呼び込む。頭ではわかっていても、もう疲れてきた。表情工作はもうすぐ見破られる。徒労に終わるこの話の逃げ道はどこだ。いい気になって、話を聴いたりしなければよかった。意味もなく指先をもみ合わせ、苛立ちと駆け引きする。

知っていることを、知っていると示すこと。これは容易なことだ。知っていることを、知らないと言い張ることもある程度可能だ。しかし、知らないことを、知らないと証明するのは相手が信じてくれない限り、ほとんど不可能だ。こんな考えに落ち込んでしまったぼくは、もう逃げることしか頭になかった。

患者と看護師。二人には険悪で隙間のない息苦しい場面になった。そのとき、年寄りだがいつも元気なヨネさんが、気ぜわしげに、ぼくに近づいてきた。「看護人さん、作業の袋を取りに行くから、倉庫の鍵を開けておくれよ」。いつものセリフだ。ヨネさんは病棟内作業ではリーダー格だった。

あっという間に場面は転換してしまった。ぼくを睨みつけている彼女にも「遊んでばかりおらんと、あんたも作業しいや」と言うなり、さっさと袋張りの作業台へ連れて行ってしまった。倉庫への道を歩きながら、先の不甲斐なさに口数が少ないぼくに「あの娘はな、ああやって看護人さんと話がしたいんやで」と、意味ありげな視線でぼくをからかう。ぼくの中で固くもつれていたものが、するりとほどけた。

思い返せば、精神科の看護者としては未熟なぼくが、老練な患者さんに助けられたわけだ。型どおりの「妄想攻撃」などという理解から、ついには相手とのかかわりに無意味さしか見つけられなかったぼくを、ちょいと小突くようにして元気にしてくれたヨネさん。あれから、困ったときには、不意にヨネさんが来てくれるような気がしている。

結局、あれほど困ったはずの彼女の訴えは、以後一度もなかった。下手な言い訳をしなかった（できなかった）のが幸いしたのかもしれない。特別の会話もなく、いっしょに作業したりした時の積み重ねが、彼女のなにかを変えたのかもしれない。口角炎もきれいに治った。反省すれば、スキルとしていくらでも対応は考えられる。しかし、実際にはよくわからないことにずいぶんとお世話になっているものだ。身に覚えのないことで、傷つけ、傷つけられる。そして救われる。看護の不思議だ。

鋭い怒声に振り向いたとき、もう止めようはなかった。太い腕からくり出された拳がやせた老人の顔面をひしぐ。長いすを横倒して倒れこみ、床に血が広がる。詰め所前のテレビが置いてある場所でのことだ。周囲の患者は、一瞬気を取られても動こうとはしない。殴った若い男は、何もなかったようにポテトチップスを口に放り込んでいる。看護人のぼくだけが色めき立ち、走り出す。自分が白黒スローモーションの世界に迷い込んだような奇妙な感覚に襲われる。

「おらあっ！　何すんじゃ、てめえは」

ぼくは、男の後ろに回り込み、首を羽交い締めにして威圧する。彼は反抗することもなく、「乱暴はよしてくださいよ」と冷静なものだ。ぼくはハッとして、力を抜き、倒れたままの老人のほうに身をかえた。入れ歯がないので、何を言っているのかよくわからないが、意識はちゃんとしている。出血はまぶたからのようだ。

騒ぎに気づいた職員がやって来て、処置が始まる。婦長は「どうしたの？」と、猫なで声でことの発端を尋ねる。「あいつは、汚いハエですよ。ぼくが食べている最中にまとわりつく」。弁明の声は、少しかすれて震えている。無表情に見えるのも、何かを押しとどめているしるしだ。

「お年寄りはボケていて、誰のものでも欲しがるのよ、困ったものね……でも暴力はいけないわ……」。婦長の声など聞こえないかのように菓子を食べ続ける彼を見て、ふたたび怒りの気持ちがたぎりだす。

非力な老人を力まかせに殴り倒し、平然としている男、たとえ病気のせいだとしても許せない。婦長の説教はあいつの胸になど、届くものか。このまま放っておいていいはずがない。次から次へと頭の中に「許すな！」という考えがわき立つ。

ぼくは男の肩をつかみ、「話を聞くときぐらい、食べるのは止めろ！　お前、自分のしたことがわかってんのか。おい！」

まるでけんか腰になっているぼくを、婦長の手がとどめる。「もう少し冷静に話しなさい。もう、今は暴れていないでしょ」とたしなめられる。「今、おとなしけりゃいいって言うんですか、殴られた方は、今だって痛いんだ」。

もう、自分の立場も忘れて上司に抗弁しながら、殺気立っているのはたしかに自分だと思う。先輩の看護師がきて、ぼくはその場から引き離された。

結局、主治医の院長が診察をして注意するだけの対応だった。殴られた老人は、しばらく寝込んでまったく元気を失った。顔のあざが消えるのに一週間はかかった。ぼくは、病棟で、あいつを見るたびに不機嫌だった。

彼は、ぼくと同じ二〇代前半。家庭内暴力がきっかけになって受診、「非定型精神病」という診断を受けていた。以前から、医師以外と話すことを極端に嫌う男だった。あれ以来、暴力行為はない。相変わらず、診察では院長に自分がつけたノートやら哲学書を見せては、悩みがちな様子を見せていた。ふだんはベッドでごろ寝するか、菓子を食べるぐらいで、入院してから一年あまりで体重は激増していた。昼間、シャツからはみ出てはちきれそうな腹を上下させて鼾（いびき）をかいている姿に、ぼくは何度も「この豚野郎」と心の中で毒づいた。

一体、ぼくと彼とが出会ったことにどんな意味があったのだろうか。まだ、精神科に勤め出して間もない看護助手のぼくには、彼は嫌なやつでしかなかった。彼にとっても、ぼくは看守まがいの暴力看護人だったろう。人に話せるようなケアの場面で、彼とぼくが交わることは一度もなかった。彼の数年に及ぶ入院生活で、ぼくは彼に一度つかみかかっただけの存在だ。その後、にらみ合うことさえなかった。

一度も看護できなかった患者が、ぼくの中にはたしかにいる。

空き缶

丸い眼鏡の奥には小さな目。大きな団子鼻と分厚い唇に、ちょっと気取ったものの言い方。冬でもTシャツ姿で日焼けの褪せない筋肉マン。彼から悩みを相談されても、あまり深刻な気分になれない。つい、笑いそうになる。とにかく、彼は魅力あふれる患者さんだった。

愛嬌たっぷりの姿は心にしみこんでいるのに、名前が思い出せない。躁的なところが病気なのだろうが、暴言や暴力もない。彼が入院してくると、看護者みんなが少し嬉しそうだった。彼は京都のアパートで一人気ままに暮らしていた。学生向けの小さな部屋。毎日の暮らしに金はさほどかからないということだった。車も電車も使わず、大阪南部にある病院外来まで、ローラースケートでやってくる。びっくりするほどタフな男だ。ぼくより七、八歳年上だった。何度か入退院を繰り返していたが、再入院の湿っぽさはかけらもなく、あっけらかんとした風情の男だった。当時まれな自主入院もしていた。

ほら吹き男爵みたいな彼の冒険話に、ぼくは紙芝居を見る子どものように夢中になっていた。彼はアクセサリーの彫金などをしてお金がたまると、旅に出る暮らしをしていた。ドイツでの恋愛話は最高だった。役者張りの身振りと表情。時折はさまれるため息に余情を加えて、ドイツ女性との熱烈キスシーンを一人で演じる彼に、「いいよなあ。まいったよ、あんたには」と心の中でつぶやいていた。二〇歳を少し過ぎたばかりの無資格看護人のぼくには、彼が経験した世界はまぶしすぎる気がした。

「金なんてなくても、すばらしい世界があるんだ。ぼくは人生を楽しみ尽くす」と、夢見るように語る彼。一瞬、ここが鍵のかかった精神病院だということを、白衣を着ているぼくが忘れてしまう。少ない給料で夜学に通い、勉強もまともにできず、遊びも大してできない自分が情けなかった。元気のないぼくの肩を、まるで兄貴のように叩いて「未来があるよ、未来が」と言ってくれる。そのまなざしは本当に、やさしかった。

医者の話によると、彼はドイツに滞在中に精神病院に入れられ、強制帰国させられて今回の入院になったのだ。以前にもドイツで同じようなことがあり、再度の渡航は難しいだろうということだった。実際には、切ない失恋物語と片付けてしまえない、複雑で深刻な問題があったのだ。数ヵ月後、彼は退院した。病棟生活の中でゆるやかなカーブを描くようにして常識人に戻り、そして京都へ帰っていった。

彼が退院してから、ずいぶん時が過ぎたころ。夜学からの帰り道に、彼と出遭った。地下鉄「なんば」駅の階段の下。

路上に黒い布が敷かれ、手作りの安いアクセサリーが並べてある。長髪の若者たちがショバをはっているお馴染みの風景だ。ふと、目をやると、あの丸眼鏡の彼が売り手の一人と仲間みたいに楽しそうに話している。懐かしい声が聞こえた気がした。

「ああ、こんなところで作品を売っているんだ」と思ったとき、彼もぼくに気がついた。彼の表情が一瞬こわばり、すぐに戻ると、ぼくに気づかない風に相手と話を続け、手に持った缶コーヒーを飲みほす仕草で上を向いた。

「ぼくを見たくないんだ」。人ごみの中、歩みを少し速めて、ぼくも前に向きなおった。「わかったよ」。何度も自分を納得させるように心の中で繰り返した。近くへ寄ったわけじゃない。ことばもなく通り過ぎただけなのに、彼の生身の傷がぼくに突きつけられ、棘のように不意を刺した。ぼくは整理のつかない気持ちのまま、次の改札を目指した。悔しいわけでもない、悲しいわけでもないが、早く忘れたかった。自分が空き缶みたいに捨てられた気がした。忘れ去りたい奴にされるぐらいなら、こっちの方が忘れてやる。力む自分がさみしかった。

　患者さんを忘れるのがうまくなった今でも、あのときの棘は抜けてはいない。

うら声

　昭和という時代の息が尽きた頃、ぼくは慢性女子病棟にいた。ある夜勤でのことだ。湿った空気が粘りながら体にまとわりつく。扇風機の風が逃げる度に、じっとりした汗が熱をもつ。白衣のボタンをいくつか外して、翌朝の採血管に名札を貼り付けていた。同じことを繰り返す単調な作業に、眠気が増す。ついさっき仮眠を交替したところなのだ。

　午前三時、詰め所の横にある病棟から、うなる声が聞こえてきた。地底から響くような低さで床を這いながら迫ってくる。「助けてぇ、助けてぇ……おーい、おーいっ」。弱さよりは怒気を含んだ呼び声に作業の手を止める。だだっ広い畳部屋に五〇人近くの患者さんが布団を並べて寝ている。その窓際に一台のベッドがある。声の主は、そこにいた。ここ一年ぐらいに寝たきりとなつた彼女は、流動食を飲むだけで痩せこけていた。膝や肘は拘縮がおき、肉のない仙骨部は褥創ができていた。もう入院して数十年がたつ。昼間はうつうつと眠りこけている人だ。

ぼくは大声で叫ぶ彼女を目指して、あれほどの大声にも一向に起きる気配のない患者さんの間を抜けていく。ベッドに近づくと、彼女は目を堅く閉じたまま叫んでいた。肩に手をかけ、「どうしたの」と話しかける。まぶたが開かれ、深い眼窩にぎらついた光が一瞬、見えた。多少、身構えていたぼくに彼女は表情をゆるめ、さっきとはまったく違う裏声のようなか細い声で「なんにもおへんえ。すんまへん」と京都弁で返す。首をすくませ、恐縮している。

この落差は何だ、と思いながら冷たい水を勧めたり、体の向きを変えてみる。「すんまへん、すんまへん」と少し笑みを浮かべている彼女の真意は量れない。水を飲み込むと筋張った喉元が動くのをじっと見つめた。乾いたタオルで、汗をふき取り、「もう、用事はないかな」とたしかめて詰め所に戻る。

まだ釈然としない気持ちでいながら、採血管の準備に戻ったとき、再びあの声が襲ってきた。今度は、はじめからすごい声だ。「看護人、おーい、かんごにぃーーーん」。間断なく繰り返し叫ぶ。慌てたぼくは、すぐに彼女のもとへいく。すると「なんにもおへんえ、なんにも」とくる。たぶらかされているのか？　ぼくが語調を強めて「どうした？」と尋ねると、彼女は怯えたように「すんまへん、すんまへん」と目をそらす。自分が悪者になったようで、気になる。「暑くて、眠れないの？」と声を和らげる。「そんなことおへん、もう、よろしいわ」と、目を閉じられては次が続かない。仕方なく詰め所に戻る。

さっきの声で何人かの患者さんが起き始めた。この出来事を看護記録に書こうか書くまいか迷っていると、また始まった。「西川、にぃいしっ、かぁあわぁっ、にしかぅわあああああああー」。どこからあんなすさまじい声が出るのか。おまけに、今度は名指しだ。どうしたものか、さっぱりわからない。ドスのきいた叫び声は渾身の力で繰り返される。「ぅにしかわあぁー、にしかぅわあぁぁーー」。鉄格子を越えて外の闇にまで響いている。駆け寄るぼくを迎えたのは、やっぱり「なんにもおへんえ、すんまへん」と首をすくめる彼女だった。哀願するように「なにが、どうしたのか教えてよ」と言っても、目を閉じてしまう。

結局、このやりとりが朝方近くまでに何回続いたか。相勤者が仮眠から起きたとき、採血管の準備はまだだった。オムツ交換、採血、朝食とあわただしい時間の中で、彼女は眠り始めた。ぼくはからだの芯から疲れてしまっていた。完全に負けた、と思った。でも、いったい何に負けたんだろう。「なんにもおへんえ」という声が、こだまする。

耳喰い

「あいつには気をつけろよ」と、先輩は口元をゆがめてささやいた。ぼくたちの視線の先には、さっきから体を細かく前後に揺すり、壁に頭をぶつけそうになりながら、首を振ってはブツブツと独り言を続けている男がいる。「とっつあん」と呼ばれている、開院以来の古参患者である。坊主刈りで白髪がずいぶん目立つ。背は低く、腹が突き出てガッシリした体。いつも腰に手垢まみれのタオルをぶら下げている。脂ぎったごつい顔に斜視もあって、表情が読みにくい。

精神科に勤め始めて間もない頃、先輩から聞かされる話はどれもが衝撃だった。とっつあんは横に寝ていた患者の耳を噛みちぎり喰ってしまった、という。もう何十年も前のことで、そのことを直接に知っている看護者は誰もいなかったが、疑うものもいなかった。

きっと、先輩もぼくみたいに伝えられたんだ。真夜中をつんざく悲鳴と血まみれの布団、そして……。昼間も薄暗い閉鎖病棟の壁に染込んだできごとの数々、恐怖に想像は膨らむばかりだ。そのとき、よほどぼくの顔が面白かったのだろう。先輩はにやけそうになるのを咳払いしてごまかした（イヤな野郎だ、ぼくは先輩にカッときて眉をしかめた）。

その後あることがきっかけで、ぼくはとっつあんに話しかけるようになっていた。夕暮れ時、鉄格子の窓から外の方を向いていたとっつあんが、近くにいたぼくに振り向き、「かっ、かっ、可愛いなあ」と吃って、顔をしわくちゃにして言うのだ。ぼくは一瞬とまどった。そして窓の外で、小さな子どもたちが路地に集まり、ボールで遊んでいる姿を見つけて了解した。ぼくはホッとして、とっつあんの肩に手をやった。こんな人懐っこい笑顔がある。ぼくは素直に感動していた。

話すたびに涎のこぼれる、とっつあん、自分の子どもなど生まれるはずもない人生を窓の内側で過ごしてきた、歯も残りわずかになっている初老の男。彼が何を感じているのか、耳喰いの話と同じほど圧倒するものを感じていた。

ある日、とっつあんが人を襲うのを見た。看護課長が病棟をひとりで回っているときだった。詰め所からは死角になる畳部屋の隅で、歩いている課長の背後にとっつあんが突然かぶりついた。ぼくは偶然、畳部屋の入り口に来ていたので目撃したのだ。新米のぼくはあわてて応援を呼ぼうかと思ったが、とっつあんの攻撃をするりと抜けて課長は笑っている。仕様がない奴やな、という感じで。とっつあんは無言のまま執拗に迫り続ける。クルクルと身をかわしながら、とっつあんの肩を抱こうとする課長。奇妙なダンスだ。ぼくに気づいた課長は「かまうなよ」と目でいう。ぼくがあっけにとられているうちに、とっつあんは息が切れて座り込んでしまった。現場の人ではないから、課長の白衣はいつも皺ひとつない。ダンスの後も同じだった。

「昔から、いつも狙われているんや。ここへ連れてきたのはわしやからな」と、相変わらず笑っている。課長は柔術家で整骨の免許も持っていた。無気味なのは患者だけじゃない。

とっつあんに睨みつけられたのは一度だけ、便所の中でのこと。便所としかいいようのない便所だった。床はいつも濡れて黒く、当番がひっきりなしに流す水と排泄物の臭いがジットリ漂う。便座はしゃがんだ状態で肩から下が隠れるほどの仕切りだけ。力んでいる姿であろうとなんであろうと、いつでも他人に覗きこまれるのを防ぎようはない。そこで、とっつあんは自分の大便をくわえていた。胃がひっくり返りそうなぼくに向かって、とっつあんの目がギラリと光った。
勘弁してくれよ、そんなに怒るなよ。

咳

もう一〇日以上、咳が止まらない。熱はないが、からだの芯に力が入らない。仕事を休むほどでもなく、大儀な気分を引きずって職場にきた。老人保健施設でのぼくの仕事は、そうバタバタしない。主任でいるから少々横柄な態度でいても、怒られることもない。見えもしないふてくされた自分に、「フンッ、最低野郎め」と毒づく。たいして傷つきはしない。

ささくれた雰囲気で、周りのスタッフを寄せ付けずに管理日誌や回覧書類に目を通した後、明日の薬を箱に準備していた。誰かが近づく気配に顔をあげると、杖をもったOさんが、いつものとおり、眉間にこれでもかという皺を寄せてやってくる。

「所長さん、ちょっと、よろしいですか。私ね、これからどうなりますの。ちょっと、所長さん」。彼女は、九〇歳近いのだが、体は丈夫で、本当は杖なんか必要じゃない。耳だって良く聞こえる。けれど、聞きたくないことは絶対に聞こえない。謡いで鍛えたのどから、娘のように張りのある高い声がくりだされる。身の回りのことも一応はできる彼女にとって、「頭がボケちゃった」ことだけが自分でどうしようもない問題なのだ。アルツハイマーの初期、たそがれなずむ自分の来た道、行く先も見えない心細さは、教科書どおりだ。

「明日、娘さんが迎えにきてくれますよ」とお定まりの嘘をつこうとするが、いがらっぽい咳に邪魔されて上手く言えない。簡単に嘘を信じてくれるOさんなのに、咳払いしているぼくの顔は、彼女の不審をあおったようだ。「ここの人は、みんないい人ばっかりですよ、所長さん。でもね、私も子供と一緒に暮らしたいんですよ。こんな世の中になるなんて思ってもみませんでしたよ。私の頭もすっかりボケちゃって、なにがなんだかわかんないんですから、悲しくなっちゃいますよ。私、うちに帰れるんですか」。

早く安心させてくれといわんばかりに、顔を突き出すOさんに、ぼくはつばを飲み込んだ。「だから、あしたね。娘さんが……」と言いかけると、また咳き込む。最悪だ。今日は駄目だよ、あっちに行って誰か別のやつに聞いてくれよ。こんなだらしない対応を見られちゃ、形無しだな。焦りと苛立ちが足元から上がってくる。

ぼくの咳き込みが一息つくと、Oさんの方は堰を切ったように「いつも、嘘ばっかり。ここは姥捨なんでしょ、所長さん」と声を強める。Oさんの顔が紅潮して、嗚咽が始まった。ぼくの咳は再び執拗に込み上げてきて、もう嘔吐しそうだ。Oさんから逃げて、流しの水道から水を飲む。痰を吐き出し、顔を洗う。もう一度振り返ると、真っ赤な目がこちらを見ていた。

「風邪がひどいんだ。今日のぼくはバツ。頼りにならない。もうぜんぜん駄目ったら、絶対アウト」と一気に言うと、Oさんは目頭を押さえていたハンカチを口に移して笑い出した。「所長さんでも風邪ひきますか、頼りになんないねえ、奥さんに悪いことでもしたのと違う」とケラケラ笑うのだ。そして、笑いながらぼくから離れていってしまった。

なんだ、この展開は。やれやれとほっとしたが、不意にいままで繰り返してきたOさんへの嘘のやり取りが疑わしくなってきた。明日という絶対に忘れてもらえる条件でなら、Oさんには何をいっても通じると思っていたが、実は見抜かれていたのかもしれない。嘘の説明の後、必ず礼儀正しく「ありがとうございました。安心しました。明日までお世話になります」とにこやかになっていたのは、職員の嘘に合わせての演技だったのかもしれない。いやいや、そんなはずはないだろう。しかし、どうしてこんなにぼくが苦しみ、お手上げになっているのが面白いのだ。本気で笑っていたぞ。笑いの前はうそ泣きか。

したたかなOさんに、ぼくの咳は止まらない。

乾いたパン

もうすぐ、申し送りだ。朝食後の薬も済んだ。あと半時間もしないうちに帰れる。鼻歌でも出そうな気分を引き締めて、申し送り簿に向かう。赤のボールペンで、しっかりと字を書く。「患者総数九二名、有熱者なし、特記事項か、さてと……」変わりばえのない深夜勤務だった。相勤は仲のいい准看の学生さん。二〇代半ばの彼女は、一般病院の看護助手から転職してきた明るい頑張り屋さんだ。早めに申し送りを済まさないと、彼女は登校日だったよな。このぼくも、いつの間にか先輩風を吹かすようになった。それにしても、腹が減ったな。まじめな顔でとりとめのないことを考えていた。

「マサルさん！　来て、早く！」緊迫した後輩の声に異変を感じ、詰め所を飛び出る。声はすぐ近くの便所からだった。便器にうずくまっている老婆を、必死になって引きずり出そうとしていた後輩は「変なんです、助けて！」と、ぼくに訴える。一瞬、何が起こっているのかわからなかった。一緒になって老婆の体を引き上げたとき、その不自然な重さにドキッとした。老婆の口からパンがはみ出ている。便所から出てすぐの板張りに老婆を横にすると、後輩に「救急セットを」と叫んで、救命処置に取りかかった。血の気の失せた顔、瞳孔は散大し、頸部にも脈はとれない。まったく弛緩してしまっている肉体に、蘇生の可能性は少ないことを予想した。それでも、口の中からパンを掻き出し、救急セットにあった通気針を喉元に刺し込んだ。痩せてたるんだ皮膚に刺さった三本の針が、ぼくの動きとともに振れる。後輩は当直医を呼びに行き、ぼくは一人で人工呼吸と心臓マッサージを交互にするしかない。この時間帯には、医師が当直室にいることは稀なのだ。ぼくは、覚悟を決めていた。パンくずと血で汚れた老婆の口に、自分の口を合わせる。いち、に、さん、し、と数えながら息を吹き込むが、分厚い上着に隠れて胸の動きが見えない。次は、胸壁に両手を合わせて心臓に押し込む。何度目かに、鈍い感触があった。肋骨が折れてしまった。

ほとんど反応のない、空しい時間が流れた。あてがう矢もなしに弓を引き絞っているような気分だった。何人かの患者さんが、遠巻きに見ていた。

背中にまで汗が流れ始めた頃、病棟医師と婦長が現れた。処置は中断され、すぐに死亡確認が行なわれた。あっけない最期だ。身よりのない人だったので、ごまかしの血管確保も指示がなかった。婦長は後から出勤してきた日勤者に、死後の処置を指示した。ぼくは医師に経過を報告する。

この老婆は、食事を喉に詰まらせるようになってからもう長い間、流動食しか与えられていない人だった。それでも、別に不平をいうこともなく、思い出したように残ったパンを拾うので、職員は残飯バケツにいつも水を入れていた。ほかに手のかかる人ではなかった。今回は、誰かのパンを盗んで隠れて食べようとしたのだろう、という謎解きを医者がした。ぼくの目を見ることもなく死亡診断書が書き上げられた。

「ごくろうさま」と婦長から声をかけられたのは、ちょうど深夜勤務の終わる時刻だった。後輩は何か話したそうな素振りを見せながら、あわてて学校へ行った。あれから一時間もしないのに、ぼくは休憩室にいる。

インスタントコーヒーをいれ、配給のパンをかじる。妙に自分の体がこわばっているのに気づく。「そうだ、今朝は大変だったもんな」と胸の中でつぶやく。力なくパンを嚙んでいると、ふいに鼻の奥でパンのにおいが立ちのぼってきた。さっきと同じにおいだ。ごくりと飲み込んだパンは乾いていた。

Ⅱ　パッチングケアの方へ

第4章　臨床看護の現場から

はじめに

ぼくにとって、哲学は、自分が生きている意味を問うものです。看護を職業としてからも、哲学から離れることはできませんでした。看護とは何か、看護者として生きるとはどういうことなのか。やはり哲学の問いは止むことがありません。ここで、ぼくなりの臨床哲学を語ってみようと思います。あえて白衣のまま話す理由は、職業としての看護を象徴するからです。専門職が持っている深さと共に、狭さも同時に背負っているという気持ちです。看護の世界は非常に複雑な姿をしています。実にさまざまな資格と身分の階層があります。

看護の内容も多様です。法律的には、看護の内容は、診療の補助と病人の世話です。看護師は、特別な専門知識を必要としないものから高度な知識技術を要求されるものまで、雑多な業務に追われています。一体、どの仕事が看護師の仕事なのかが見えません。

ぼくは、無資格の看護人から准看護師を経て看護師になりました。看護師になってからも、救急救命士と透析技術認定士の資格を取得しました。資格を取ることが患者の信頼に応えることだと考えていました。看護の世界でも、資格によって業務を独占し、社会的な認知をえようとする傾向が強く、○○専門看護師という専門分化がもう始まっています。

1　精神病院での経験

ぼくが看護人として就職して間もない頃、突然、ある患者からすごい目つきで「お前は何者や！　どこの馬の骨や！」とどやしつけられました。驚いて「いや、あの……」とくちごもっているうちに、彼はぷいと向こうに行ってしまいました。この出来事は、いまだに答えきれていない問いとして、ぼくの中で疼いています。

精神科に限らず、白衣を着て、当然のように目の前に現れるぼくに、患者さんから声にならない問いが投げかけられていると思います。あれから二〇年近くたった今なお、考え続けている問題です。

もう一つ忘れられない言葉があります。「先生、ほら。ぼくですよ……」というのは、ある日、別の病棟に入院していた高校時代の同級生からかけられた言葉です。彼はまじめな高校生で、ぼくの方は学生運動家を気取っていましたので、あまり付き合いはなかったのですが、久しぶりの再会に懐かしさが込み上げて、お互い驚きの後、笑顔になったかと思ったとたんでした。彼の表情は少し照れくさそうな、それから陰りのある目になって、「先生、ほら。ぼくですよ……」と呼びかけたのです。そのとき、ぼくは背筋がひやっとしたような、それでも顔は赤面するような、なんとも悲しいやりきれない気持ちを味わいました。当時の精神科では、患者が看護者に対して先生と呼ぶのが普通でした。ぼくは、このならわしが嫌でした。世間から見放され、誰からも理解されない苦しみの中にある精神科の患者と、せめて呼び名くらいは平等でいたい。

哲学を学んでいる自分にとって、社会から隔絶された精神科患者を、対等の理解可能な人格として扱うことが課題であり、それは可能だとする思いあがった気持ちさえ抱いていました。しかし、一緒に机をならべて勉強していた彼が、ぼくを見つけてはじめていった言葉は「先生」でした。看護人を先生と呼ぶ背景には、精神科の患者には、医師と同じように看護人も自分の自由を束縛する権力そのものであるという現実がありました。治療という名目のもとに、保護室という独房に患者を押し込める役目は看護人が果たしていました。また保護衣という拘束衣でからだの自由を奪うのも看護人でした。患者にとって、看護人の機嫌を損ねることは、何よりも恐ろしいこととして意識されていたのです。

先生というような上下関係に基づく呼び名を嫌ったぼくの個人的な思いでは、制度としての看護人対患者の上下関係をどうすることもできない。ぼくの側からだけでは乗り越えられない大きな壁を自覚しました。

精神科医療は、単なるヒューマニズムでは納まりきれないものがあって、社会の要請に応じて行なわざるをえない、医療の本質とはかけ離れた役割もあります。ぼくが悩んだのもこの点にあったと思います。ただ、矛盾があってもこの場にいなければ、これらの問題は見えなくなってしまうというのが、精神科の看護者であり続けようとした理由でした。しかし、結局一五年勤めた精神病院を辞めたとき、ぼくは看護士を辞めようと考えていました。看護士であることの理由は、自分の中だけでは見つけられない。病院の姿勢や、同僚たちの看護への取り組み、患者さんたちとの交わりの中でうるもの。つまり、自分の内にではなく、自分を取り巻くものの方が、ぼくが看護師であり続けることを強く支えているのに気づきました。自分を支えるものとの接点がぼやけて、よくわからなくなってきたというのが当時のぼくであったと思います。

2　透析医療の現場から

三カ月ほどの失業の後、透析医療という精神科とはまったく違った環境が、もう一度看護師に戻るきっかけになりました。とにかく透析療法に関する医学的な勉強を始めました。すっきりとした解決法のない精神科に比べて、勉強すればするほど、自分の看護能力が洗練進歩するといった感触がありました。しかし、最近になって、知識だけではやはり解決できない問題が気になり始めています。

糖尿病性腎症で透析に導入される患者が非常に増えてきています。糖尿病は腎機能だけでなくさまざまな合併症を引き起こします。失明や、下肢の壊疽(えそ)などが起きると、非常に悲惨な状態になります。下肢の壊疽については整形外科が治療を担当し、目については眼科が、腎臓は透析がといったように、臓器ごとの医療がなされます。「目が見えなくなって、生きる希望がなくなった、透析を受け続けるのが苦しい」「足がこんなに痛い、歩くこともできない、もういやになってしまう」といった、その人の悩みや苦しみと丸ごと関わる医療がありません。専門分化した現代医学にしかできないこともありますが、ひとりの人間の苦しみをそのまま受けとめる力はないというのが実情です。

透析治療というのは終えることのできない治療です。透析を中止するということはその人の死を意味します。永遠に続けるといっても、必ず終末期は訪れます。終末期の透析は、非常に困難な治療になります。多くの苦痛を伴い、回復の見込みがない終末期の透析治療が、それを受ける当人にとって本当に望ましいものなのか、わからない場合も多くあります。家族もまた、治療の中止を申し出ることもできず、患者の姿をみて、悩む場面も少なくありません。

現在日本では、毎年二万人以上の人が透析に導入されます。しかし、最期にはどうして欲しいか、というような話をされている人はほとんどありません。最期の透析を中止するのかどうか、ということに患者自身の意志が反映されることはありません。このような非常に大事なことを抜きにして、腎不全による死の克服だけが行なわれてきた。本当の意味で、死の問題を考えてはこなかった。

ここのところ、何人かの患者さんが、多くの医学的処置を受けながら終末期の透析を続け、そして亡くなられていきました。それを見ていた透析歴三〇年近い患者さんが「西川さん、安楽死の書類を書いてや」と言うのです。「わしは、あんなふうには死にたくない。もう駄目だとなったときには透析はしてほしくない」。その人は三〇年間、透析を生き抜いてきた人です。決して、弱気になってこぼれた言葉ではないという感じがしました。彼はシャントによる血流障害から、手の指を一本切断しなければならなくなったときも、淡々とそのことを受けとめていました。「あんなふうに死にたくない」。このことばの意味をじっくり聴き取り、語り合う、それができることこそが大切だと思います。まだ、試みは始まったばかりですが、これからは家族や、医師、他のスタッフとも話をしていかなければと思っています。これも患者さん一人ひとりで違うでしょうから、看護する側も一人ひとりやはり悩んでいかなくてはなりません。

3　看護をめぐって

ぼくが白衣を着て病院で出会う人は患者です。患者は医療システムの中で、与えられ名づけられた身分です。ある透析患者さんが入院することになり、病棟に申し送りをしたとき、「糖尿で透析か、かなわん患者やね」ということばが看護婦から返ってきました。まだ一度もその患者さんと会ったこともないのにです。看護婦には、相手の人をまず患者として医学的な視線でみる傾向が強いのです。看護が理解し分析し、操作する対象としての患者です。

ぼくが病気になっても、まだ患者ではありません、医療者の前ではじめて患者になるわけです。患者でない病者もいれば、病者でない患者もいます。自覚症状がないのに、検査の結果で病気を指摘される場合などがそうです。

「私の患者」という言い方をする場合があります。まるで所有物のように、そのとき患者の人格は消し去られてしまうのです。患者と病者の違いはなにか。病者は医療システムに組み込まれていないということです。病者は、疾患を持つ人、所有する人ではありません。そのように病とその人を切り離しては考えることができないのです。その人を抜きにしては病を語れない。「私の病者」とはとても言えない。病はその人の在り方として捉えることができ、疾患のように非個性的ではありません。看護に携わる中で感じる喜びは、このような病者との関係のうちにあります。病者というより、あなたと呼びたくなるような関係にあります。「あなたと出会ってよかった」。これが看護の喜びです。自分が何かをしてあげられたということではありません。患者―看護師関係という役割を越えたところに看護の意味があるという思いがあります。

臨床が人の苦しみの場であるというのは、単に領域を表わすのではなく、人と人とが関わる在り方を意味します。苦しむ人と、その苦しみに突き動かされる人がいて、その両方が関係を結ばなければ臨床の場は成り立ちません。

フィーバー・フォビア（熱恐怖症）という症候があります。恐怖症というのは、ある一つの観念に取り憑かれて、恐怖に圧倒されている状態です。「健康」という観念に取り憑かれた人たちがいます。現代では、病と共存するということは非常に難しくなっています。社会全体に、健康ではないことを許さない風潮さえあります。煙草を止め、酒を控え、健康診断で、医療者からのお墨付きをもらって安心する。病気がマイナスのイメージでしか語られない社会では、患者の前に立つ看護者の働きは、病気を取り去ることに置かれます。つまり、健康にすることが看護なのです。

しかし、病を取ることができない人たちがいます。病気がマイナスの意味だけを与えられ、健康だけが追い求められる場面では、看護者は非常な無力感に襲われることになります。治療志向的であるかぎり、治すことのできない病に苦しむ人の「どうして、私がこんな目にあうのかしら」ということばに、何一つ答えることができないのです。病気の原因をわかったところで、どうすることもできないではないか、という思いがあるからです。「本当に、つらいね」と声をかけることさえためらってしまうのです。

トラベルビーという看護婦が「もし病者が、病の中に意味を見つけられるのならば、それを助けることは看護の大切な働きである」と言っています。この考えに、ぼくは強く共鳴します。たとえば、「こんなふうになって、もう生きていたくない」と語る人がいたとき、その人は人生に何かを期待しており、病気がその障害となっているのです。

しかし、病に意味を見いだそうとする場合には、人生に何を期待できるのかと問うのではなくて、病という人生が、自分に一体何を求めているのか。病になった自分はどう生きていくのか、病をもつことの意味は何なのか、と問うことが重要になります。病を自分にとって余計なものとして考えるのではなく、どう生きるべきかを問いかけてくるものとして捉え直すのです。このように、病気になったことを契機にして、人生を問う立場から、人生に問われているという自覚に転回した人は、人間的に大きく成長します。

今まで、何人かの患者さんにそういう姿をみてきました。今の看護は問題解決の技術として非常に洗練されつつあります。看護過程を展開するということで、患者の情報をどのように収集し分析するか、そして査定し診断するかに多くの学問的努力がはらわれています。看護診断というのがそれです。看護診断を医学的診断と同様に客観的で普遍的なものにしようと努めているわけです。精緻な科学理論を基礎にして立てられた看護診断と、それに対応する看護計画、または看護介入を実施し、その結果を評価し、再度のアセスメントを行なう一連の看護過程の展開。これが、現在主流となっている看護の一つのあり方です。

看護記録もＰＯＳ（問題指向型診療記録システム）が主流になっています。患者ないし病気を問題として捉え、問題を解決するために工夫された記録方法です。対象である患者の問題を操作的に解決するアクションとしての看護の力という考え方が前面に出た方法です。患者さんが望まない場合にでも、知らないところでも、看護過程は展開できます。看護者は患者さんの情報を勝手に収集し、分析・査定・診断していくのです。

看護の能動的な側面だけを強調すると、苦しみにある人との関係が一方的になる危険があります。看護の受動的な面にも注目する必要があるのです。看護者は苦しむ人と共にあること、その人の面前にいることで背負わせられることに、もっと敏感であるべきです。いま、自分が前に立たされているこの人に、自分は何を求められているのか、その呼びかけにどう応えていくのか。自分の差し出そうとしている手が病者の呼びかけにどれだけ呼応しているのかを考えること。これが看護の責任であり、看護がコーリング（calling：呼ばれていること、天職、使命）と言われるゆえんです。

看護の責任は、信頼してくれる人がいて、はじめて生じてくる。信頼に応えること、真実は人と人の間にあり、看護もそこで生成する。決して、看護は看護者の頭の中やハートの中にはないのだという気がします。看護は呼びかけと、それに対する応えの中から生まれてくる。看護者であることの意味は、自分の中に求めても見つからない。呼びかける声に全身を耳にして聴き取ろうとすること、聴くことの力をもっと強めていかなければならないと思います。

4　臨床哲学と看護

ぼくは哲学と出会い、看護と出会い、そしてここで臨床哲学と出会えたことを大切にしていこうと考えています。臨床哲学が「人が生きるその場所で、生きながら考える営み」を目指すように、ぼくは看護を「人が生きるその場所で、共に生きながら考え、呼びかけに応えるように、手を差し出す営み」として追い求めてみたいと考えています。医療や看護の抱えている多くの深刻な問題は、臨床の現場から考える哲学を必要としています。

第5章　ケアの弾性——認知症老人ケアの視点

1　途方に暮れるとき

認知症という出来事に人が出逢うとき、どのような光景が繰り広げられるのであろうか。あまりにも医学的な切り口で語られることの多すぎる認知症について、別様の姿を描くことから論を始めたい。

ぼくの勤めている介護老人保健施設は、小高いところにあって見晴しが良く、隣りにちょっとした山がある。日が落ちる前の景色はとても美しい。忙しい勤務交代の間に、窓の外を眺めているのは、ぼくだけではない。何人かのお年寄りが、食堂から見渡せる町の暮色に目をやっている。たそがれに、人の心はゆらめくものらしい。

入所者の夕食準備が始まり、日勤のスタッフが帰り支度を始めるころ、いつものようにちょっと悲しいドラマが始まる。さっきからそわそわしていた一人の老女が、思いを決した様子でやってくる。「ちょっと、おにいさん。もう私、帰らせていただくわ。……それで、どうしたらええのん、お金もないし、家まで送ってくれへんかしら……」。

勤務を終えて帰ろうとしているぼくは、対応に時間がかかることにためらいを感じながら、ゆつくりと微笑みをつくる。忙しい中にも、ぼくの窮状を見て取った夜勤者が、「〇〇さーん、お食事が用意できましたよ」と声をかけてくれる。しかし、それが空しいことはみんなが承知している。彼女はますます表情を硬くして、「私、なんでこんな所におるんやろ。さっぱりわかれへん。今日来たばっかりやし、申しわけないから、もう帰ります」と、さらに焦燥の色が濃くなる。

これは、施設で暮らす認知症高齢者によくある「たそがれ症候群」という事態（症状とは考えたくない）の一場面である。

もともと、「たそがれ」は夕方近くになって、そこにいるのが誰か見分けにくくて、「誰そ彼」と尋ねる、の意味からきたことばらしい。「たそがれ症候群」が、記憶障害をはじめとする知的機能の低下から起きることを考えると、なんとも切ない呼び名である。思えば、たそがれどきは、ある人にとっては、家族の帰りを待ちながら、その日一番のごちそうを用意する、忙しくて大切な時間であったに違いない。また、ある人にとっても、疲れと空腹を感じ始め、思いは家路へと先走る時分として、胸の奥底に何度も刻まれたときであったろう。たそがれに、まわりの人の見分けがつけにくくなるころ、人は安心できる家族のもとへ帰り集うのが古くからの自然であったのかもしれない。

レーガン元アメリカ大統領は、自分がアルツハイマー病だと知らされて、「私は、人生の日没に向けての旅路への一歩をいま踏み出そうとしています」と書き残した。たしかに、認知症という出来事は、本人にとっては自分が来た道がかすみ、行く先がぼやけていく、「たそがれ」の中に歩み始めることにほかならない。たそがれを抜けて、馴染みの人々の間で安らうことができないとき、人は途方に暮れる。行くべき方向を見失い、虚空に漂いながら闇に呑まれてしまうことが恐ろしいのだ。認知症を恐れる人々の気持ちにはこの不安がある。しかし、認知症は闇ではない。明暗のはざまに移行する薄明のたそがれが、認知症の姿である。

ある日のことだ。認知症がかなり進んでいる一人の男性が、頼りない足取りで廊下を歩いている。前屈みに二つ折れになった体をゆらゆらさせながら、ゆっくりと進む。まるで、下になにか落とし物でもしたかのような風情だが、今にも転びそうで危なっかしい。彼には、もうことばはあまり役に立たない。ぼくは少し離れたところで見守ろうとした。あと少しで談話コーナーの椅子がある。穏やかに手を引けば、座ってくれるだろう。そんなことを考えていると、彼は廊下を曲がったところで、ふと立ち止まった。そこには、幼子を抱くマリア像があった。彼はまがった腰から見上げるように像を少し見つめると、静かに手を合わせこうべを垂れた。

彼の祈る姿は、ぼくには衝撃だった。母子像を慈しむ彼のまなざしに胸を打たれたのだ。そして、彼が合掌する手に、ぼくの目は吸いつけられた。以後、再び彼が祈る姿を見ることはできなかったけれど、あのときの感じは、ぼくの身体が覚えている。胸の奥で、何かがぎゅっと摑まれた。自分の中で、認知症高齢者のケアという枠組みが壊れてしまった。窺い知ることのできない人の深さに、切なさを感じた。認知症（dementia）は、こころがなくなるわけではない。見えないこころは、静かに豊かさを増しているのかもしれない。それに気づきはしても、やはり見ることのできない自分のもどかしさと、そこにある事実の大切さから遠く離れてしまったのは自分の方ではないかという寂しさが、一気に押し寄せてきて堪らなかった。

彼はことばを忘れたかのように一日ものを言わずに過ごし、消灯後には、食堂のテーブルや椅子をひっくり返しては撫でさするといった行為を繰り返していた。彼が家具職人であったことを知って、奇妙に思えていた行為の謎を解いた気になっていた。あれは過去の仕事でしていた通り、家具の仕上がりを見るために丁寧に木肌をたしかめているのだ、と。だから、好きなようにしてもらい、しばらくしたら「お疲れ様でした」と声を掛けてお茶でも勧めよう、というのが気の利いたケアだと思っていた。うまく騙された振りをして彼の世界に入っていくのだ。

認知症高齢者の理解しがたい振舞いを「問題行動」として捉えるのではなく、その人の生活史や心理から文脈的に理解しようというアプローチには一定の意味がある。けれども、そこには理解する側の解釈という操作が加えられた限界があるのもたしかだ。解釈は常に事後的にしか行なえない。予測する解釈も可能だが、それはたった今、目の前に現れたこととは感じられない。あらかじめの解釈で今目の前にあるものを見落としているからである。いずれにしても、人を理解するということは、何らかの原因結果の筋道を仮定することによって、相手の振舞いの意味を自分の解釈の中に奪い取ることである。

この事態を、理解される側の立場から考えてみると、その限界が明らかになる。自分のことを他人はどう理解しているのか。相手の一方的な思い込みで誤解されることもあれば、こちらの思いがほとんど伝わらずに悔しい気持ちになることもある。自分が本当に理解されたという経験は、ごく稀にしか起きない。だから、人と人の関係は、理解から始めるのではなく理解不可能性からこそ出発して、理解できなくても人と人が共にいることの方法を考えたほうがいい。

相手を理解するために話し合うという方法は、しばしば裏切られる。話をしたばかりに、今までわかっていたと思い込んでいたことが否定されたり、疑問になったりすることがある。これは理解が深まったとも言えるが、この理解は決して相手の底にたどり着いた訳ではない。見えるのは相手の底無しの深淵であり、不気味さや訳のわからなさなのだ。しかし、相手を知ることは情報のやり取り抜きにはできない。「話さなければわからない」、けれども「話したからといってわからない」という二重拘束の中で、人はどのように振る舞うべきなのか。他人は謎である。しかし、謎が謎であるのは、それが問い求められているからこそなのだ。考えてみれば自分だって謎である。わかることと、わからないことの繰り返しの中で、謎はその光を明滅させる。明るすぎても暗すぎても、よく見えないのが人の限界であるならば、謎こそが見るべきものである。

ケアに関して言えば、相手に関するデータを集め、ケアのさまざまな方法を勉強すれば十分にケアができるほどに、相手は簡単で透明な存在ではない、と覚悟することからケアを始める。居直りではなく、ある種の転回が必要になる。科学的思考は対象を細分化して説明可能にする仮説を生み出すが、人への理解には到達できない。理解の「対象」ということばに、すでに落とし穴がある。人は単純に観察される対象ではない。ケアの場面で、人は迫る顔をもっている。こちらへと向けられた顔は、分析や解釈をはねのける力があり、ケアのために見ているはずの自分がさまざまに揺さぶられ突き動かされる経験をする。こちらの理解など届きそうにない、目を閉じ、何も語ることのない人にこそ、強い呼びかけを感じる。相手を理解してからケアをするというのでは、一歩も動けはしないのだ。

認知症という出来事が、はじめて身近に起きたときには、さまざまな戸惑いの渦が波立つ。親が認知症になって、娘である自分をわからなくなったという悲哀を、「自分が迷子になるより辛い」といった女性がいた。東京から大阪へ面会にきた娘さんが、「親切なお人ですね」としか言ってくれない母親に、「あなたは、私のお母さんですよ」と泣きながら繰り返すのを、ただ見ているしかできないことは、若い介護職員にも相当辛いことなのだ。途方に暮れるときが、ここにも訪れる。

認知症が社会問題化するきっかけにもなった、有吉佐和子の小説『恍惚の人』に、同じような場面がある。主人公、茂造の認知症が周囲に明らかになったときのことである。

信利は黙って、自分の父親と、横たわっている母親とを交互に見守っていた。自分がこの二人の血を享（う）けてこの世に生れ出たのかとぼんやり思っていた。五十年も昔のことで、それは遠い出来ごとだった。

茂造も長い間、正坐したまま黙っていた。彼はじっと死んだ妻を見詰めていたのだったが、やがて首を曲げて息子の方を顧みると、言った。

「婆さんは、いつまで寝てる気ですかなあ」

信利は驚いて父親の顔を真正面から見た。茂造の言葉の調子に、信利を誰と思っているのか曖昧な、まるで他人相手に喋っているようなものを感じたからである。かつて父親は、こんな口を実の息子にきいたことはなかった。おい信利、と彼はよくそう呼んだ。少なくとも息子に……ですかなあ、などという話しかけはしたことがなかった。信利は父親が自分を忘れているのではないかという疑いで、しかし心の中ではまさかと打消しながら、茂造の目を見詰めた。それは黄色く濁っていて、瞬かなかった。輝きもなかった。信利の顔を見返しながら、焦点は遥か彼方にあるような遠い眼をしていた。それは恍惚として夢を見ているようにも思われた。

（有吉佐和子『恍惚の人』新潮社、一九七二年、二六頁）

老いに伴う認知症は、このようにじんわりと、しかし周囲には不気味なものとしてその姿を現し始める。少しずつ隙間があき、その底なしの深さに気づかされていく。通常の理解では埋めがたい深淵に、それまでの関係が引き裂かれていく。相互理解が関係の基盤ではありえなくなったとき、どうすればよいのだろうか。

理解困難を突破する技法として、社会学者奥村隆の提言は、眼前に闇が広がる足下を照らす。

「理解」とは、いわば「他者はわかるはず」という想定をもちつづけて他者といることを模索する技法である。それには多くのことができるが、埋められない「わからなさ」が残るとき、それに対処できず、「いっしょにいられない」事態を生む。

これに対し、その「差分」や「わからなさ」にこそつきあう、という技法があるように思う。「理解」はそれに直接はつきあわない。それを「わかろう」とする。「なくそう」とする。しかし、他者に「わからない」差分があるのを前提に、それがありつづけてなおどうすれば「いっしょにいられる」かを考えることもできる。いわば「他者はわからない」という想定を出発点として、他者といることを模索する技法である。「他者はわかるはず」と思うと「いっしょにいられる」領域は限定されるが、「わからない」のが当然と考えるならば、私たちはずっと多くの場合「いっしょにいること」ができるように思う。

（奥村隆『他者といる技法——コミュニケーションの社会学』日本評論社、一九九八年、二五二頁）

他者と共にいるためには、完全な理解を求めることが適切な理解の仕方ではないということを認める必要がある。そうすれば、理解が及ばないために生じる驚きやためらいが、かえってケアの出発点となりうる。

思い返そう。たそがれは闇ではない。迎える人さえいれば、たそがれは安穏な語らいと休息への入り口になるのだ。

2　パッシングケア

パッシングケアは、臨床社会学の立場から出口泰靖が、現行の認知症ケアに対して提案する批判的概念である。以下、出口の論文を要約しながら説明する（出口泰靖「かれらを「痴呆性老人」と呼ぶ前に」『現代思想』二〇〇二年六月号、青土社、一八二―一九五頁）。パッシングは、認知症の人が、「認知症」というスティグマを貼られることを回避しようと、「パッシング（さりげなくすること、ごまかし、すり抜け、隠ぺい、つじつま合わせ、取り繕い）」をしている否認的様態を言う。たとえば、『恍惚の人』の例では、茂造が息子を見知らぬ人と思いながら、特に問いただすこともなく話をするのは、認知症による混乱を目立たなくするための自己防衛であり、パッシングである。認知症高齢者が尿失禁した衣類を、「誰かにお茶をかけられた」と言い訳したりするのもパッシングである。このパッシングが意識的であろうとなかろうと、奇妙なつじつま合わせは、理詰めで追求されれば、すぐに破綻してしまう。そして、いわゆる認知症高齢者の「問題行動」に結びついてしまう。そこで、認知症高齢者のパッシングに直接的に真正面から立ち向かうことを止めるケアが、現在の認知症ケアの本流になっている。本人のパッシングを逆手にとって、「呆けゆく」人自身ではなく、周囲の人からの「パッシング」による接し方によって、彼／彼女らの寄る辺ない不安感を緩和させることが良心的であるという姿勢が内面化されてきた。これは、本人に「呆け」と直面させることは残酷であるとして、「呆け」様態を周囲の側から包み隠すケアである。これが、「パッシングケア」である。

出口は、「パッシングケア」を全面的に否定しているのではないが、本人が何らかのかたちで、「呆け」によって自分が自分でなくなったことの漠たる不安や不全感など、さまざまな苦悩を抱えて生きている場合、やり過ごすケア、「パッシングケア」では、本人が体験していることを充分に汲み取ることができないと批判する。そして、「小山のおうち」というケア現場が行なっている、「パッシングケア」とは逆方向のケアを評価する。「小山のおうち」では、ケアスタッフが老人に「安心を贈り続ける」中で、「呆けゆく」人本人に自らの「呆け」と向き合い、認め合う作業を行なって、「呆けゆく」人本人に〝自己開示してもらうケア〟を行なうのだという。この際に配慮しているのは「丁重さ」である。「小山のおうち」では、思いつくままのことをどんどんことばにしてもらっている。自分で考え、それをおおいに表現、表出してもらい、それがたとえちぐはぐでも否定しないことを心がけている。具体的には、「呆けゆく」人本人自身に「呆けゆくこと」に対する自分の気持ちをつづってもらう作業を、〝つぶやき〟という文章にするプログラムがある。メンバー（「呆けゆく」人）のその日の気分やご機嫌を見計らって、スタッフが「これは」と思ったものを「それぞれ、それについて書いてみて」と、表現を助けるためのいわば「補助自我」としてスタッフが関わり、「共同作業」をへて出されたもの、それが〝つぶやき〟である。その一例を示す。

> 物忘れがあっても気にならない社会があるといいなあ。とかく物忘れがあると恥ずかしい気持ちになり、適当に話を聞いて分かったふりをする。でも、後から話が合わなくなってしまうことがある。そんなときには悔しいことだが、仕方がないとあきらめる。そうすると、気が楽になる。物忘れは誰もがゆく道だろうと思う。一度に来るものではなく自然、自然にやってくる。いつの間にかなってしまっている。苦しくて生活ができなくなっているわけではない。人間は忘れることも、ときにはよいこともある。人間は忘れるようになっている。何もかも頭の中に入れておくことができない。こんなことは当たり前のことだと思う。忘れるから覚えると思う。物忘れをしたらまた人に聞けばいい。みんながしっかりしてくれと励ましてくれる。だけど、どんなに励まされてもできないことはできない。そんなことを理解してもらいたい。
>
> （同、一九一頁）

このような、〝つぶやき〟を共同で作り上げる過程の中で、ケアスタッフとメンバーは〝カタルシス〟を共有するという。以上は、出口の論旨である。

この出口の考え方のうち、認知症高齢者を「呆けゆく」人と捉え、「認知症」の苦しみは周囲との関係性にあるとする捉え方や、「呆けゆく」人をその内面世界から理解しようとする姿勢は評価できる。しかし、「パッシングケア」に対する批判的な見方には賛成できない。出口論文では〝自己開示してもらうケア〟の可能性が、「パッシングケア」を批判する根拠になっていると考えられるが、この〝自己開示してもらうケア〟がいう〝自己〟とは何をさすのだろう。スタッフが「補助自我」になるというのは、認知症から距離を取った正常の自我意識を意味してはいないだろうか。例に挙げた〝つぶやき〟の文章にも、ケアスタッフの思惑が過剰に反映されているように思われる。ある一人の苦しみという生々しさよりは、認知症に対する好ましい考え方、一般論が語られているようにしか思えない。「だけど、どんなに励まされてもできないことはできない」という痛切な怒りのことばだけが真意なのではないか。他の文章は、スタッフが気に入るような「それぞれ、それについて書いてみて」といってもらえるような内容になっていないだろうか。呆けゆく人の内に、呆けを受容するケアスタッフの思惑ないし狙いを移植しようという治療的介入の匂いと、それに従順に適応しようとしている「呆けゆく」人の苦しみがにじみ出ている文章である。そして、〝つぶやき〟を書こうとする理由は、やはりケアスタッフの「パッシングケア」にあると思うからだ。なぜなら、「それがたとえちぐはぐでも否定しないことを心がけている」という丁重さは、認知症という問題に直面させないという「パッシングケア」にほかならないだろう。

認知症ケアにおいて重要なのは、相手に問題を直視させることや、問題を解決することではなく、認知症が問題となる場から、すり抜けることではないか。

passingには、形容詞として「はずみの、ふとした、偶然の」という意味もあり、名詞としては「推移、移行、転換、消失」という意味がある。これらの意味が認知症ケアにおいてはもっと注目されるべきだと考えている。

ぼくは、特に、痴呆ケアにおいては「はずみのケア、ふとしたケア、偶然のケア」が、問題の「解決」ではなく、問題の「推移、移行、転換、消失」を生じさせる重要な契機だと考えている。次に、専門的な援助プログラムにはない「普通のケア」の偶然性の活かし方に注目してみる。

3　普通のケア

専門的痴呆ケアとは無縁の中学生たちが、わずか四日間の社会参加学習のために、認知症高齢者のもとにやってきた。「自分のおじいちゃんやおばあちゃんが、もっと歳をとったときに、私が介護してあげたいから」と語る生徒に、「ここでは、テストのように解ける問題だけを考えるのではなく、どうしても君たちにわからないこと、できないことを大切にしてくださいね」とぼくは助言した。はじめは緊張と戸惑いで突っ立っているだけの生徒たちが、お年寄りの名前をおぼえた頃には自然な視線を相手に届けるようになっていた。中学生ができることをして、できないことはできなかった「普通のケア」の四日間が終わった。

反省会。ある生徒の発言である。彼女はまっすぐにぼくの目を見つめて話し始めた。「私、お年寄りと何を話したらいいのか、ぜんぜんわからなくて、耳が遠くて伝わらないし、話の内容もちぐはぐになって、そばにいるのがつらくなってきたんです。でもね、何かの拍子に、すっごく笑ってくれて、私の手を握ってくれるの。なぜそうなったのか、わからないんだけど、そんなこと、もういいやって気持ちになって、一緒に笑ってたんですよ。手を握り合ったりしてるうちにほんとに楽しくなってきて、言ってることはわかんないけど、気持ちはわかるし、私のこと、必要だと思ってくれているんだって、本当にうれしくなったんです」。

話がうまくできない自分をそのまま必要としてくれた笑顔に、何かができるようになりたいともがいていた「私」が迎えられた。手をつなぐと、構えていた身体が次第にほぐれる。目が合い、口元が緩み、表情をもった声が二人の間を行きかい始める。二つの身体が交流する過程で「私」が呼び出された。人と関係するためにことばを使う「私」が、対話以前に存在するという考えは、当たり前すぎて反省どころか意識すらされないのが普通だ。しかし、「私」はあるのではなく、「私」になるのだ。誰かと出会うたびにお互いの振舞いの中で、それぞれの「私」に再び出会うのだ。

出会いの中で「私」を実感した生徒とは反対ベクトルの感想もあった。少しおとなしい感じの生徒である。「お風呂を手伝ったときに感じたんです。お年寄りのからだって、まるで赤ちゃんみたいでした。えーっと……、少しの力で壊れてしまいそうで……」。話を聞いていくと、末期アルツハイマー病の老人のことだった。ことばをなくし、四肢を胸に引きつけるように拘縮させたその人は、たまに目を見開いても視線が合わない。意味のある動きを自分で起こすことはほとんどできず、入浴のすべてを他人に委ねていた。時折、うめきともつかない声を出す。その声に合わせるように、職員は身体をさすり、ことばとともに湯をかけていく。全くの受動性にある姿は、生まれたばかりの赤ちゃんにつながる。これを不思議な思いで見ている中学生の「私」、かつては赤ちゃんであり、遠い先には年老いていくはずの「私」。なのに、自分が生きている「たった今のここ」からは、たしかに自分のものであるはずの過去も未来も、実感としては見えてこない。生きているのは私の内にある力によってだという「能動」の感じは、他者の圧倒的な支えを必要とする人生両端の「受動」でゆらぎ始める。

「私」の存在を、当たり前のものとせずに、その形成された歴史をゼロからの視点で見つめなおすこと。発達心理学者の浜田寿美男はこれを「発達論的還元」の方法と呼ぶ。

人間という生き物として、すでに出来上がってしまったところで生きている私たちは、この完態にいたるまでの形成途上の子どもを見、あるいはなんらかの障害を抱えている人たちを見るとき、どうしても自分たちの出来上がってしまった状態を前提にして、子どもや障害をおとな（完態）からのマイナスとして理解しがちになる。そうして自分たちの側の当たり前さを疑わない。しかしそのことがどれだけ私たちの生活世界をせばめていることであろう。

（浜田寿美男『「私」とは何か——ことばと身体の出会い』講談社メチエ、一九九九年、五九頁）

浜田は、子供が他者との関係の中でどのように生きるかたちを身につけていくのか、できない子供の問題を探るより、できるようになった不思議を解き明かそうとする。ことばを話すということ、「私」であるということ。すでにそうなってしまった大人からの視点では見えてこない人生の奇跡を、ゼロからの視点で浮かび上がらせる。これは、普通の大人であった人がことばを失っていく認知症を考える際にも有用な視点である。老いや認知症をマイナスと考えず、なぜできていたのかを考えるゼロの視点からは、能力の欠如や下降ではない認知症、変容し移行する姿としての認知症が浮かび上がってくるはずだ。このとき、キーワードになるのが、身体とことばである。以下、浜田の論に沿って考えてみる。

私たちは身体をもってこの世に登場する。そして、生きている限り、この私の身体から離れて世界を経験することはできない。つねに世界は、私からのパースペクティヴとして現れる。他者が生きるパースペクティヴに自分を重ね合わせることは不可能なのだ。これを身体の個別性と呼ぶ。しかし、人間はことばによって、この視点を移動することが可能になる。視点の転換は対話の中で生じる。ことばがあって対話が始まるのではない。身体の表現を通した対話からことばが生まれる。ことば以前の対話を可能とさせるのが、身体の共同性である。身体はたがいに見える。見えることで、相手の身体の動きに自分の身体が反応する。母親の微笑に赤ちゃんが微笑み返すことは、身体にくみ込まれた予定なのだ。経験の共有がなければ、ことばが意味を伝える媒体にはなりえない。ことばが誕生するために必要とされるのは、ある対象を他者と共有するということである。見つめ合うことから、一緒に見るということへの変化が、ことばによって架橋されたコミュニケーションを可能にする。一緒に見る者を能動的な主体として理解すること。他者の身体の表現を受け止めること。自分の能動と受動（他者の能動を受け止めること）の同時的な成立が、ことばのやり取りを可能にする。

子供にとって、「ワンワン」ということばが犬を意味するものになっていくためには、さまざまなものにあふれる世界から、母親が犬だけを図として取り上げ、「ワンワンね」と声を掛けることに対して、自分も同じく犬だけを図として浮かび上がらせなければならない。ゲシュタルト心理学でいう〈図‐地〉は反転可能な不安定な関係である。二人が図を共有化するというのは、論理的にだけ考えると何の必然性もない。しかし、声の持つ情動性が、図の共有化を可能にしている。声という身体に深く根ざした表現が、ことば以前の対話を可能にし、身体を超える世界を描き出すことばを支えている。身体を持つものどうし、それぞれが個別性と共同性を持つものの対話の中に、身体を超えることばを生み出す。そうしてはじめてことばをまとった身体として

「私」がかたちを現すのだ。中学生たちが「老い」に向き合うことで気づいたのは、この「私」を貫く不思議であった。「普通のケア」がもたらすこと、それは、相手を貫く操作的な手段ではなく、共にいることで見えてくる自分の姿であり、相手と共にいることへの相互的な共感である。

一方で、「普通のケア」ではない専門的職業としての看護は、どのような姿を現しているのだろうか。専門職の理念を統一するその方法は、白衣の下の自分を透明化することであった。つまり、普通の「私」が看護する根拠にならないとすれば、この「私」を消去してしまえばよいのだ。「私」の独自性ではなく、誰とでも交換可能な普遍的・客観的な科学の視点をもつこと。純粋な目だけになって、自分の体を透明化し、自分を振りかえらないこと。看護の根拠は白衣にあり、その中の自分は余分なものだ、と敷居を設けて区別することであった。看護教育を受け、資格試験という網目に漉(こ)されて、均一で無個性な看護者が生き残る。患者は問いかけてくる者ではなく、観察され操作される対象となる。もう、患者に脅かされることはない。解決されるべき問題は患者側にあり、看護者はその解決法を手にしている。

極端な表現になったかもしれないが、看護の自己同一性はこうして強固にされる。看護の理論は科学的因果律に基づいた、結果が予測可能な責任ある行為を求める。訳もわからず、患者へ関与することは許されない。看護でもっとも問われるのは看護行為の根拠である。看護過程というプロセスの中で、看護実践をマッピングすること、つねに鳥瞰的な視野からの自己反省が可能でなければならない。しかし、ここで問題にされるのは白衣の行為であって、その中身は透明のままでよいのだ。むしろ夾雑物が混じるよりは空虚であっていい。白衣は職業の象徴である以上に、その権能そのものである。制服を着ない裁判官や警察官が、日常生活では公的権力から離れた私人であるように、白衣と共に看護は脱ぎ捨てられる。看護する者の自己同一性の危機を救った白衣は、憑依する看護として、白衣を着る者を呑みこむ。

看護の自己同一性が新たな災厄となった。標本固定のように安定した自己同一性を獲得した看護は、生きた患者との自由な関係を結べなくする。自由でないケアは、サービスにすぎない。サービスは奉仕であり、隷属でもある。サービスを受ける方が、一方的に得をする構造になっている。ケアはこのような一方向性の関係で営まれるものではない。にもかかわらず、医療福祉の世界ではサービスということばが盛んに用いられるようになっている。ケアというような、曖昧なことばでなく、市場経済にサービス財として位置づけやすい側面が評価されているのだ。

ケアからサービスへの転換の背後にある価値観の推移は、ケアの実体化・可視化への要求に基づいている。このような要求に応えて、看護はその社会的な位置を職業として確立させたと言えるだろう。介護という概念が出現して、その社会的存在の輪郭は一層鮮明になったと言える。現在の看護では、私的な部分が後退して、公共的な役割が前面に出ているとも言える。しかし、この変化は一方的なものでもない。巨大な医療システムの一つの機能として自らを洗練・先鋭化する動きと共に、福祉や地域社会のネットワークへと越境を始め、新たな親密圏の創出を試みる流れもある。看護が、人の「生／生命」に関わるかぎり、さまざまな位相の公共性と触れることになる。このことによって、看護が分断化されるか、あるいは新たな地平へと視界を広めるのか。これからの看護の最も留意するべき課題は、齋藤純一の『公共性』に記された次の警告にあると強く感じる。

自己――思考する存在者としての自己――にとっての危機は、さまざまな価値を整序化する何らかの中心的・支配的な価値が欠けていること――いわゆる「アイデンティティ・クライシス」――ではなく、逆に、ある一つの絶対的な価値が自己を支配するような「アイデンティティという危機」である。複数性は公共性における「政治の生」の条件であるとともに、自己における「精神の生」の条件でもある。私たちが恐れねばならないのは、アイデンティティを失うことではなく、他者を失うことである。他者を失うということは、応答される可能性を失うということである。それは、言葉の喪失を、「言葉をもつ動物(ゾーン・ロゴン・エコン)」としての政治的な存在者にとっての「死」をもたらす。

（齋藤純一『公共性』岩波書店（思考のフロンティア）、二〇〇〇年、一〇二―一〇三頁）

ケアは何も人間にかぎったことがらではない。セルフケア（食べたり眠ったり）ということを視野に入れると生きているものはすべて、何らかの形で自らの命を育んでいる。生命活動は、ある意味ではセルフケアそのものである。子孫を養育する動物になれば、親子間のケアが実現される。群れて暮らす動物ならば、集団を維持するための個体間のケアも出現する。人は社会的動物として、最もケアにまみれた動物だということができる。さらに、生存の必要に応じてのケアの欲求ではなく、単なる生存への必要を超えたケアの欲望となると人間に顕著な領域である。動物的ケアからの逸脱に、人が生きるケアの本領がある。人はただ生きるだけではなく、生きる意味を求める。意味という捉えどころのないものを、自分の影を追うようにして生きなければ納得しないところが人間にはある。たとえ苦悩であっても、それに意味を見いだすことができるならば人間は耐えられる。苦痛がなくとも、そこに意味が見いだせなければ人は生きる意欲さえなくしてしまうと思い込んでいる。実際には、たいした意味などなくても死ぬまでは生きるぐらいの力はあるのだが、特権的自己意識に侵された自称「人間」には、無意味な生は認めがたい屈辱である。「かけがえのない自分のこの人生」などという病にさえ取り憑かれなければ、そこそこ生きることのうちに安らぐこともできるのだが。求めて容易に得られぬ意味への渇きに苦しむよりは、いっそ無意味に安んじることの割の良さが半ば以上わかっていても、どうしようもないのが「人間」の真面目と滑稽である。

この真面目と滑稽に、深刻な事態がいま生じてきている。「健康」のみならず、「自分らしい生き方、老い方、死に方」まで、人々は望み始めた。そして、これを専門職に依頼し、相談するようになったのである。自分にとって意味のある人生は、医療や福祉と無関係には考えられなくなっている。また、これらのケア従事者も、人々の「生きる意味を求める」ニーズに応えるのが自分たちの職務だと真剣に考えている。ケアの分限意識はないのだろうか。「ケアの欲望」と「意味への欲望」までが手を組めば、温かなケアの真綿蒲団に押しつぶされ、人々は自由を失うはめになる。ケアを活きたものにするためには、「意味の病」から回復しなければならない。ケアに「格別の意味」を求めない「普通のケア」が、互いが自由に生きられる世界を開く。

4　パッチングケア

「格別の意味」を求めない「普通のケア」は、閉鎖したケアの関係をかたちづくらない。隙間だらけの、つぎはぎである。「パッシングケア」の意味を考えていたとき、冗談のように浮かんだのが「パッチングケア」である。patchは「……につぎを当てる、つぎはぎをして修繕する」という意味だ。次に考察する「ケアの弾性」で、ニットでつぎはぎをするイメージがあるので連想した。人はさまざまな関係の網目の中で生きている。何か助けが必要になったときにも、すべてを完全に与えてくれる全能者など必要はないのだ。すべてを与えてくれる者は、すべてを奪う者でもある。普通のケアは、たくさんの人からケアのかけらをパッチングされることで成り立つ。

最初に紹介した「たそがれ症候群」を思い出してほしい。認知症のために施設に入所している人が、「もう私、帰らせていただくわ」と迫ってくる場面である。ぼくは、彼女を説得しようなどとは思わない。ぼく一人の答えで、彼女が満足するはずはないと思っているからだ。けれども、仕事を終えて夜勤の仕事には手を出す必要がないのだから、にっこりと笑うことぐらいはできる。しかし、彼女が笑い返してくれるところまではいかない。夜勤者も「お食事ですよ」と誘ってくれた。でも、その誘いも耳に入らないようだ。まあ仕方ない、どこか座る場所でも見つけようと思っていると、他のお年寄りに面会に来ている家族さんが、「ご一緒にどうですか」と声をかけてくれた。スタッフのようにジャージ姿ではない普通の人が話しかけたことで、ちょっと緊張がほぐれる。ぼくは一緒に席に着くために、彼女の手を引く。それを見ていたお年寄りが「いいねえ、若い人に手をつないでもらって」とひやかす。すると、さっきより足早になってぼくの方へ近づいてくる。そして、さっさと窓から外の見える席に着くと、夕暮れの町に目をやり「ここはどこでしょうね、ずいぶん暗くなっちゃった。困ったわ……」と小さくため息をついている。彼女の隣りの席には夕食が配られ、さっき声をかけてくれた家族さんがスプーンで食事介助を始めている。外の景色から目を転じて、介助の様子をじっと見詰め始めた彼女にも、「おまちどおさま」と、夕食が配られる。今度は「ありがとう」と礼を言うのだが、箸に手をつけない。表情が、思い詰めた様子から迷っているふうに変わっている。「お醤油を持ってきましょうか」と話しかけると、ぼくを見て首を横に振る。ずいぶん落ち着いた感じになっている。「そう、ゆっくり食べてね」と声をかけ、ぼくが立ち上がると、箸を手にもって食べ始めた。

この場面、誰が特別に彼女をケアしたというわけではない。ぼくや夜勤者、家族さん、他のお年寄り、いろんな人が、切れ切れのような言葉を掛けて、食堂は夕食の匂いが充ちてきて、隣りの席ではスプーンが優しい光を反射して、ゆったり座る椅子が足の力を抜いて……。小さな数え切れないケアのかけらが、彼女の周りに積み重なっていったのだと思う。上手な演技や説得がなくとも落ち着いたとき、「たそがれ」が温かい色に染まっているようだ。パッチングケアは相手を息苦しく包み込んでしまわない。小さなケアが、それぞれの意図を超えた模様をパッチングしている。こんなケアの光景をもっと大切にすることが、相手を理解や操作で翻弄しないケアになる。

ケア・ギバー（care giver）なることばがよく使われるが、少し、考え直してみたい。ケアすることを英語で、テイク・ケア（take care）という。相手のケア（気がかり）を引き取るということ。相手から差し出されたケアを受け取ることが基本だ。しかし、そのすべてを引き受けられるとはかぎらない。受け取る者に力がないと見れば、相手はケアを手放さずにいっしょに持っていてくれる。お互いに支え合っている姿がケアの実相なのかもしれない。厚かましくも、自分たちをケア・ギバーと言えるのは、いつも相手はこちらが送ったもの以上のものを返してくれているのに気がついていないからだ。

今、目の前にある人の苦しみは自分にとって謎であり、容易に同情することが許されないと感じることがある。どのようにして相手に関わればよいのか途方に暮れることもある。けれども、その場を平静な気持ちで離れることも難しい。相手を理解し援助できるという安定した場所に、自分がいないことの苦しみに襲われてしまう。そんな自分に、共にいることを許してくれる人に出会うとき、相手を見守ることが始まる。これは、「あなたのためなんだから、一人でがんばって」という薄っぺらな励ましで、ただの見物人である自分をごまかすやり方ではない。相手を傷つけるかもしれないリスクを負いながら、その場にとどまること。他者の苦痛に共感するというのは、他者の苦痛に対して無力な自分が傷つくという意味で、やはり苦痛の中に巻き込まれることをいうのだ。相手の気持ちになってみるというような器用さではなく、自分以外の苦しみに巻き込まれてしまう不器用さが大切である。

不自由な手で食事をする人に、取ってあげるのは簡単だが、その人にとって自分で食べられない悔しさが解決されるわけではない。相手に代わって何かをしてあげるのは、ケアする側の苦しみを解決するだけの場合もある。「自分は人の役に立ちたい、立つはずだ」という救済者的自己像を守るために、相手にケアされることを強制する。ケアが一方向になされる場合、ケアを受けるものは力を奪われ、自らの無力を諦めるように追い詰められる。

何かをしてあげるケアから身を引いて、相手を見守るには、相手の力を信じることが大切になる。リウマチで変形した不自由な手で、ようやくスプーンを口元まで運んだ人が、好物のゼリーに目を丸めてぼくに喜びを伝える。ハラハラして見ていたぼくにも嬉しさがこみ上げる。相手の喜びを理解したからというのではない。ただ見ているだけ、というぼく自身の弱さから救われた喜びである。そのぼくを見て、相手の目がさらに輝く。一人でがんばった相手も、人の手を借りずに自分で何かを達成できた満足と共に、不安げに見守っていた人に喜びを与えられた、という誇りも得ることができるのだ。

5　ケアの弾性

ケアの弾性が、この章の主題である。弾性は「力を加えて変形した物体が、その力を取り除くと元の状態に戻る性質」という意味で物理学の用語である。ケアが物体であるはずもなく、あくまで弾性は比喩的な表現であり、「はずみ」のイメージとともに、回復力を表している。ケアは、ケアする者とケアされる者という二者関係の間で形を変えずにやり取りされるものではない。ケアする側の意図に反して受け取られることもあれば、弾き返されることで、その関係からすり抜けてしまうこともある。しかし、またどこかで弾かれたケアが、もとの関係のただ中に舞い戻ってくることもある。ケアの予測のつかない動きが、関係そのものを変えていくことだけはたしかなのだ。

弾性の英語として、elasticityとresiliencyがある。前者は物理学的な弾性の意味が強いが、後者は「レジリアンシー」として、最近トラウマ研究でよく使われる用語であり、回復力の意味が強い。ケアの弾性は後者に近いものとして考えている。ケアは実際の関係の中で幾度も裏切られ、傷つき壊れる。しかし、懲りもせずに、また幾度も立ち上がり、新たな関係（といっても差異はほんのわずかなのだが）をつむぎだす。このしぶとい回復力を支える弾性こそが、ケアの本性だと主張したい。

まずは、レジリアンシーについて触れてみる。

子供の虐待や、性暴力、家庭内暴力でトラウマを受けた人への、エンパワメントを積極的に展開している森田ゆりの『子どもと暴力――子どもたちと語るために』（岩波書店、一九九九年、二三四―二三六頁）によると、レジリアンシーは一九八〇年代の末頃から米国の虐待問題にかかわる専門職の間で、キーワードになっている。森田はレジリアンシーに「弾力性」という訳を与え、リカバリー（回復）をもたらす内的な原動力、自然治癒力だと考えている。森田は、レジリアンシーの比喩としてゴムボールの弾力性をあげている。

レジリアンシーの別の比喩として、ニットの編み物を示すのが、フランスの精神科医で行動心理学者、ボリス・シリュルニック（Boris Cyrulnik）である。彼は『壊れない子どもの心の育て方』（ボリス・シリュルニック、斎藤学監修、柴田都志子訳、ＫＫベストセラーズ、二〇〇二年）で、次のように述べる。

人は傷ついていても、その傷をもとに自分の人格をいっそう発達させる「心のしなやかさ＝レジリアンシー」を育むことができる。しかし、この作業ができるかどうかは、社会がその人に与える支援によっても大きく変わってくる。社会が当人の痛みに対して冷淡だったり、よ

り攻撃的だったりすると、人格はいっそう固く縮こまってしまう。（同、一八頁）

心の弾性＝レジリアンシーは、ちょうどニットのようなものにたとえるとわかりやすい。たとえば、ガラスの箱のように壊れやすいものであっても、やわらかく弾力性のあるニットに包まれていると、そのガラスの箱めがけてボールが飛んできても、箱は壊れにくくなる。そのニットが破れてしまうと、そこがトラウマになるというわけだ（ガラスの箱そのものが修復不可能なほど壊れてしまえば、それは死である）。

このニットは最初から人間に備わっているというより、それぞれが、自分のもっているガラスの箱に合わせてそのニットを編んでいくものである。激しい衝撃を受ければ修繕する必要も出てくるし、同じ方向からばかりボールが飛んでくるようだと、そのボールをよく受ける部分は、よりふんわりとしたショックを吸収しやすい編み目になる。どこかがほつれていないか、定期的な点検も必要だ。また、まったくボールが飛んでこなくても、ニットは風化して弱ってしまう。ニットがしなやかさを保つためには、ニットを傷つけないような穏やかなボールが、適宜投げられ、受け止められる必要がある。（同、三六頁）

レジリアンシーの比喩として、ゴムボールよりもニットのイメージが優れているのは、その社会性にある。ゴムボールの弾力性は、ゴムボールに固有のもので他の影響を受けない。ニットの場合、ニットを編む主体は回復する人自身であっても、毛糸は回復する人を取り巻く人たちとの交流から供給される。ニットのレジリアンシーは支援によって成長する可能性をもつのだ。

奈良県にある財団法人「たんぽぽの家」は、二〇〇〇年から「ケアする人のケア・サポートシステム研究委員会」をたちあげ、ケアする人がケアするためにはケアされる必要があることをさまざまに議論し、その支援の方策を模索している。このような活動も、ケアのレジリアンシーの社会的育成という観点から考えることができる。つまり、ケアする人、ケアされる人の他に、ケアする人をケアする人という第三者が必要なのだ。

ケアのレジリアンシーの重要性は、ケアする人にとっても、ケアされる人にとっても同様であることに注意する必要がある。ケアが一方的な援助として閉じられた二者関係に封じ込まれた場合、その弊害は両者に及ぶ。このことを、ボリス・シリュルニックは、次のように指摘している。

世界の多様な文化の中には、母系中心で父親がいない文化もある。だが、たとえ女性が集団で子どもの世話をしていても、三者関係の働きは機能する。関係の健全さというのは、男であれ女であれ、誰か別の人がその関係に関わることを受け入れる、ということにあるからだ。反対に、もし母親の人格が（あるいは父親であっても）「私ひとりだけのために子どもを育てる」という方向に行けば、機能するのは三者関係ではなく、支配力による関係になってしまう。外から見れば「子どもを守る母の愛」に見えるかもしれないが、肝心の子どもは窒息

寸前の状態になるだろう。（同、七六頁）

閉じられ密着したケアの危険性を、共依存ということばで解明したのが、アディクション（嗜癖）の臨床現場である。信田さよ子は、共依存を「不幸でいながら離れられない関係」「愛情という名の支配」「問題を起こすことで相手を支配しようとする人と、世話をすることで相手を支配しようとする人との硬直した二者関係」だと説明する（信田さよ子『アディクションアプローチ――もうひとつの家族援助論』医学書院、一九九九年、一七五頁）。

たとえば、アルコール依存症の夫のために傷つき疲れ果てながらも、泥酔した相手の世話をする妻。実は、妻が世話を止めないことが、夫の飲酒への耽溺を可能にしているのだ、という皮肉な現象の背後に共依存がある。「相手のために」という援助関係そのものに自分を忘れて没頭する妻は、一種の関係嗜癖に陥っているのだ。共依存は、「相手から離れること」や「世話をしない」ことの積極的な意味を導き出す。信田は共依存の人に突き刺すようなことばを発する。

「そんなにいつも人のことばかりで、じゃ、あなたはどこにいるの？　自分を後まわしにするのは楽でしょう。でもそんな自分をないがしろにする快適さなんて、奴隷の自由じゃないの？　人の不幸を嗅ぎまわってお世話をし、そこに棲みつくなんて、共に腐っていくことでしょう？……」

（信田さよ子『愛情という名の支配――家族を縛る共依存』海竜社、一九九八年、二二〇頁）

自分自身をケアすることが、人をケアする前に必要なことが強調されている。自己犠牲に基づくケアは、共依存という形の支配に変質してしまうのだ。この危機から脱出するために必要なのが、ケアの弾性の「弾み」である。ケアの関係で相手に着地し、そこに寄生してしまうのではなく、弾みをもって離れていくことが、共依存の罠から逃れる方法である。

ぼくがはじめて接したある看護婦のケアは、自然なたたずまいの中にケアの弾性を深く蔵したものであった。

今から二〇年以上前には、認知症高齢者が精神病院にやってくることが少なくなかった。源さんもそんな一人である。鳥打帽をかぶって入院してきた源さんは、食事の後すぐに忘れて、詰所に来ては、しわがれ声で「パンくれや」と何度も繰り返し、断られると廊下を歩き回っていた。若い頃は遊び人だったようで、ダンスのステップでおどけてみたりすることもあった。高齢でもあったが、半年ほどで寝たきりになってしまい重症室の住人となった。

いつも源さんの世話をしていたのは、腰を少し曲がりかけた看護婦さん。この病院の元婦長さんで定年後は嘱託で勤務していた。その男性病棟に看護婦さんはただひとり。何人かの患者さんのマドンナだった。まだ看護学校に通い始める前の若いぼくには、七〇歳近い女性に対する恋慕の情というのは理解しがたいものがあった。背の低いぼくの肩までほどしかない看護婦さんは、がに股で、ちょこまかと病棟を歩き回っては、何やかやと患者さんの面倒を見ていた。人に物を頼むのが嫌いなたちで、看護助手のぼくたちがぼんやりしていると、次々に仕事を先にされてしまった。おしめ洗いに遅れて手伝おうとすると、邪魔だからあっちに行けと叱られた。ちょっと怖いけど嫌いじゃなかった。声は大きくて甲高く、少しだみ声だった。笑うと目じりや口元の皺がくっきりと深まって、大きな両目といっしょに騒ぎだすような人だった。

毎日、午前の終わり頃に源さんの清拭（せいしき）を看護婦さんとした。病棟の外にある給湯場まで、バケツに二杯お湯をくみに行くのは、けっこう大変な作業だったけれど、その看護婦さんの清拭を見るのが、ぼくの楽しみだった。もう、あまり返事もしない源さんにいろいろと話しかけながら、身体を手際よく拭いていく。ごつい指でしっかりと拭いていく。清拭布は少しもよじれない。見ているだけで気持ちよかった。ぼくにはじめて看護という仕事を見せてくれた人だ。清拭が終わる頃には、源さんも元気がでて「パンくれや」をはじめる。数年間、源さんは寝たきりだったけど、いつもぴかぴかのきれいな肌をしていた。

重症室は、畳が敷いてあって窓際にベッドが置かれていた。お昼すぎ、病棟が手持ち無沙汰になると、看護婦さんはいつも源さんのベッドの横に正座して、患者さんの服のほころびを繕ったりして過ごしていた。静かで穏やかな光景だ。あまりにいつも同じ格好なので、一枚の絵のようにぼくの記憶に残っている。

特別な教訓話を聞いたこともない。手を取るように技術を教えてくれたわけでもない。職員とはあまり話をしなかった人で、詰め所に座っている姿は記憶にない。何十年という間、同じように患者さんのそばにいて、同じことをやり続けてきた看護婦さん。ただのおばちゃんではない看護婦さんが、ふつうのおばちゃんのようにそばにいてくれること。必要なときには、さっと看護婦さんになってくれること。無数の皺にたたみ込まれたやさしさといることの自然体に、数え切れない苦しみや悶えが慰められた。

工夫や努力では身につけられない「偉大なマンネリズム」とも呼べる「ケアの弾性」が、暗い精神病院の日常の片隅に、いつでも待っていた。ケアの弾性の弾みが、幾度も幾度も繰り返され、日常の習慣を生じさせるとき、自由は自然となり、自意識に縛られない自在さを獲得する。まるで生きている限り心臓が弾み続けいのちを支えるかのように、ケアの弾性は人と人の間にいのちをもたらす。

暴れん坊将軍

「あばれんぼー、ちょーぐん！」

大きな声と共に、隣りで手を洗っていた松ちゃんの顔めがけて水しぶきが飛ぶ。猫背の松ちゃんは、「あきませんでえ、そんなんしたら。あきませんでえ」と逃げ出す。いたずらを仕掛けたのは、大男。二〇歳になって髭も目立つようになっているが、体のなかは小さな子どものままでいる。びしょ濡れになった松ちゃんの顔を見て、大喜びしている瞳には悪意のかけらもない。

彼のあだ名は「暴れん坊将軍」。時代劇の大ファンで、いたずらするときに、「あばれんぼー、ちょーぐん！」と名のりを上げる。本当の暴れん坊ではない。象の体に蚤の心臓なのだ。

養護学校を出てから、父親が営む喫茶店で洗い場を手伝っていた。調子が悪くなると、お客さんに食ってかかるので、家では面倒が見られず病院にくる。病棟では、いつもテレビの前にいて機嫌がいい。ときどき、さっきみたいないたずらをする。体が大きいので、相手から殴られることもない。患者さんは避けていたが、職員からは人気者だった。

ある日、院長の回診で家に帰りたいとしつこく駄々をこねたらしい。駄目だと知ると、テーブルや壁を蹴飛ばして、「ばか！　いんちょうなんか、しね、しね！」とわめき始めた。院長から、「ちょっと、ひとりになって静かにしていなさい」と保護室の指示が出た。ぼくと後輩はリーダーから事情を説明され、二人で彼を保護室に連れていくことになった。暴れた場面を見てもいないのに、嫌な役回りだ。

彼の保護室入室はいつも半日ぐらいで、素直についてくるので緊張はなかった。しかし、三人のあいだにことばはなかった。病棟から階段を下り、奥まったところにある保護室に行く。重い鉄製の扉を開け、彼に中に入るように促す。いつもなら、そこですぐに扉を閉めるはずだった。ちり紙を渡すために、ぼくが保護室に身を入れたとたん、彼の足がぼくの股ぐらを蹴り上げた。的中だった。たまらずに、うずくまった。息が詰まるほどの鈍痛がつきあげてくる。

「この野郎！」立ち上がったぼくは彼につかみかかって、押し倒し、顔面を殴りつける。爆発の一瞬。怒り一色になったぼくの腕が後ろからつかまれた。

「西川さん、やめてください！」

「うるさい！」

怒鳴り合ったすぐ後、ぼくの体から力が抜けた。ぼくは後ろから羽交い締めにされていた。急にぼくがおとなしくなったので、力があまって白衣の二人がよろめく。保護室の中が、しーんと静まりかえった。

保護室の隅で、大きな体が胎児のように丸まっている。震えながら「ぴぃー、ぴぃー！」と泣き声のようなことばを繰り返す顔が、両手で覆われている。板張りの上、おびえた姿が無惨だ。ぼくの開いた拳がじんじんと熱い。股ぐらの鈍痛は下半身に広がっている。倒れた彼を見下ろす視線の自分。激しいたかぶりが断ち切られ、背中がひんやりする。ぼくは気づいた。自分が無傷で立っていることを。

後輩の腕がほどかれ、「さあ、行きましょう」と、保護室から出される。何も言えずに、扉の鍵がかけられるのを見ていた。

数日後、ぼくの暴力に処分が下った。自宅謹慎だった。その前日、看護課長がぼくを呼んだ。「患者から殴られたとき、一発目は運が悪かったと思え。二発目は自分に原因があったかもしれないと考えろ。三発目が喧嘩のゴングだ。ハンデはこちらがもつ。な、そういう仕事なんだよ……」と言う課長に、ぼくは黙っていた。

思い出せないのだ。ぼくが蹴り上げられたとき、彼がどんな顔をしていたのかを。浮かぶのは、ぼくに襲われてゆがむ顔と、大きな両手で覆われた顔だけ。いくらそのときの顔を思い出そうとしても、「ぴぃー、ぴぃー！」という声が、ぼくの頭を突き抜ける。

食い逃げ松ちゃん

久しぶりに後輩と会った。大阪駅の近くで待ち合わせて喫茶店に行く。一〇年以上前、一緒に男子閉鎖病棟で働いていた男だ。彼は、ぼくが辞めてからの病院の話をあれこれとする。どうでもいいやと、上の空で聞いていた。が、松ちゃんの名前が出てきて、ぼくは身を乗り出した。

ぼくが就職したとき、松ちゃんはすでに二〇年近い入院患者だった。ぼくが勤めていた一五年間にも、たった一度の外泊さえなかった。彼は京都の大学で応用化学を勉強していたころに発病したという。独語空笑、衒気(げんき)的振舞い、無為自閉。典型的な分裂病（統合失調症）による人格荒廃のケースだと医師から教えられた。

人格者というのが苦手なぼくは、松ちゃんが大好きだった。唇をひん曲げ尖らせ、額に幾筋も皺をつくり、大きな目がぎょろぎょろする。どういうわけか、背中がひどく曲がった坊主頭の松ちゃんは、筋肉質で、両手をだらりと下げて歩く姿はチンパンジーだ。たいていはテレビの前にいる。国会中継もマンガも、食い入るように見つめて急にゲラゲラ笑い出す。喉が引きつったように笑いすぎて涙まで流す。でも、番組の何がおかしいのかわからない。

テレビの画面と松ちゃんの顔を見比べながら、「どうしたん」と尋ねる。答えは決まってこうだった。「天満でっせ、西川さん。天満はよろし、よろしいなあ。てっちり食いにいきまひょや」。

そう言っては、顔をクシャクシャにして笑う。

天満は、彼の母がお好み焼きの店を出している土地であった。たべもの屋が軒を連ねる庶民的な商店街は、当時ぼくが通っていた夜学の近所にあった。ぼくは天満の話が聞きたくて、ひまさえあれば松ちゃんのそばに行った。松ちゃんの話はすぐに支離滅裂になるのだが、真剣なまなざしとおどけた表情が混然として、いくら聞いていても飽きなかった。でもそのうち、松ちゃんがぷいと横を向いて「もう、ゆうたらあきませんよ」と言い、話は途切れる。

一日に八回、決められた時間に詰め所で煙草が配られる。一群の患者さんが、同時にあちこちの窓を開け、十数個の吸殻用のバケツを廊下に並べる。病棟内が整然と活動する稀有な時間だ。松ちゃんは煙草が大好きで、欠けたままの歯はヤニだらけ、火をつけたが最後、指が燻（くすぶ）るまで休みなく吸っては吐き、煙幕の中にしゃがんでいる。ハイライトがフィルターだけになっても放さない。当然のように何度も火傷を繰り返し、煙草を挟む指の部分はこげ茶に変色して歪んでいた。灰を落とすのも忘れて、服が灰まみれになる。だから、松ちゃんはいつも焦げ臭い煙草のにおいがした。

松ちゃんから、最後に煙草を取り上げるのがぼくの仕事だった。「そんなんしたら、あきまへんでえ」と不機嫌になる松ちゃんに、「また後で、外に行こうや」と耳打ちする。ゴミ捨てや洗濯干しに誘っては、病棟の外で、二人内緒の煙草を吸っていたのだ。

後輩の話は意外な展開だった。煙草以外には何の意欲もなかった松ちゃんが、外部作業に出はじめ、給食の運搬をしているうちに無断離院で姿をくらましてしまい、一年近く行方不明になっていた。そして、大阪市内で無銭飲食をして警察から病院に戻ってきたのだ。

ぼくが知っている松ちゃんからは想像もできない話だった。ぼくは呆気にとられた。後輩は目を丸めて、こう付け加えた。「なんと、てっちりでっせ、てっちり。何人前食いよったんでしょうね。病院に帰るまでどんなふうに暮らしていたかは謎ですわ」。

松ちゃんのことをそれ以上聞くのはやめた。ぼくが驚いているのを見て、後輩も満足気だった。後輩と別れて、夜の繁華街をひとりで歩く。気分がすごくいい。赤提灯を目にするたびにつぶやいた。

松ちゃん、もう一発やったれ、もう一発。

月夜の点す紅

九〇いくつの歳月が、小さな肩に降りつもり、腰はおろか背中まで、やんわりじっくりたわめられ、かくも縮んだ姿になり果てた。つぶらな瞳は乙女のままに、無数の皺が穿つ肌。しゃがれた声もことばにならず、なにを言っても泣き声もよう。枯れ木のような細腕に、しみと痣とがへばりつく。何を思うか、ふと差し出す手。「おみゃあ、おみゃあ」と、ぼくを呼ぶ。

車椅子にすわれば、胸と膝が合わさるツヤさんである。朝の食堂に、静かにすわっている。ぼくは斜め前にしゃがみ込み、首をかしげて覗き込む。床しか見えないツヤさんが、ぼくに気づいて泣きそうな顔になる。一本の歯もない口元が、にわかに動きはじめて声を出す。かすれた声が、遠いところから吹く風のように届く。ひんやり乾いた腕をなぞりながら、夜中の出来事を思い返していた。

オムツ交換で部屋をまわり、ツヤさんのベッドに来た。カーテンをゆっくりめくる。障子の入った窓の上から月の光が差し込んで、かすかにツヤさんの顔を照らしている。電灯はつけずにいようと決め、まさぐるようにツヤさんの濡れたオムツをはずす。軽い腰を持ち上げようとツヤさんの上におおいかぶさる。

そのとき、ぼくの背中に、ぐっすりと眠っていると思い込んでいたツヤさんの両腕が、ゆっくりだがしっかりとまとわりはじめた。下から抱かれているぼくの耳元を「おみゃあ……」という声が撫でていく。いつもの泣き声ではない。なまめかしい熱さのこもった声だ。ぼくは背中がビクンとなって、ツヤさんを見る。大きな瞳がしっかりぼくを見つめている。視線にとらえられて動けなくなったぼくは、じぶんの背中にあるツヤさんの腕に力が込められているのを感じていた。黙っていると、あたりに月の光が輝きをまして、繭のようにふたりを包んでいる。窓の桟には、月が幻のように引っ掛かっている。「妙なことになった」と思った。そして、もうツヤさんは声を出さない。青い炎が揺らめくなかで、からだをぎゅっと押し付けようとする。ざわめく気分が寄せてくる、ぼくは軽く混乱した。ぼくはじっとしていた。時の流れが読めなかった。

そのうちツヤさんは力が抜けて目を閉じた。ふたたび軽い寝息をたてている。ナースに戻ったぼくが、ツヤさんに新しいオムツを当てる。ツヤさんの体があっけないほど軽い。布団をかけなおし、寝顔を見る。柔らかで冷たい月の明かりにおしろいされて、頬にほんのり紅が残っている。しばらく、その場にたたずんでいた。自分の中で波打つものが何なのか、とても不思議な気分だった。昼間、多くの老人にまぎれて見るツヤさんは、老いだけを身にまとう薄い存在だった。彼女が長い人生で誰を愛し、愛されてきたのかなどは想像のかなたにあった。いま、はじめてわかった。数え切れぬほどの熱い夜が、その身を駆け抜けたこと。ぼくは、みずみずしい肌のきめに心奪われることはあっても、皺の奥深くに畳み込まれた愛欲の渦に圧倒されることなど思いもつかなかった。まだ背中にある軽い疼きに、恥ずかしい甘さを感じていた。月の光に目がなじみ、見えにくかった隅々が静かにその輪郭をあらわにしてくる。薄明かりに見えるものは、ふだん知らない美しさに照らされていた。

こんな話があるんです。恋にもならず色にもならず、それでもほんとに女と男、歳の違いも何もかも、忘れてしまったあの夜に、でていた月は浮気者、満ちては欠けてを繰り返し、今夜も切ない人がいる。

セブンティーン

病棟には正月も何もない。新年早々の夜勤明け、ゴミ捨てに出た。普段より多めに菓子類の注文が許されただけ、ゴミ袋はずっしりと重い。両手にいっぱいの袋を引きずってゴミ焼き場へ向かう。ビニールの結び目が手のひらに食い込み、冷たい外気に切られるような痛さだ。

白衣一枚で外に出たことを後悔していた。あと少しだ。破れ小屋のような霊安所のはすかいに、ゴミ処理場はある。保護室の鉄窓のすぐ下だ。周辺に霊柩車が入れるほどの空き地があり、桜の木がたった一本、小屋の脇で寒そうにしている。その下で、ひとりの青年が上半身裸になって筋力トレーニングをしている。

彼は、外部作業療法に出ている患者で、朝早くから病棟の外にいる。朝食の運搬が終わって、病棟に戻る前の運動だ。持ち上げているのは、鉄パイプの両端にバケツで固めたコンクリート塊をつけたお手製のバーベルで、数十キログラムはある。

ゴミ捨てにきたぼくと目が合い、顔から踏ん張りを消して、「ゴミ、持ちましょうか」とにっこり笑う。ぼくに向けて出された腕はたくましい。幼さが残る顔に野太い声。ちぐはぐな若さだ。

吐く息は白い流れになり、汗はゆらめく湯気になって、厚い胸板あたりをただよっている。

彼は一七歳。でも、入院期間は六、七年になっていた。小学生が精神科の閉鎖病棟に入院してくるのには驚いた。小さい体に無数の傷をもつ彼は、一重まぶたの奥で暗い光を放つ少年だった。父親はアルコール依存症で肝硬変の末期、吐血しながらも酒を飲む。母親は、彼と幼い弟たちを残して家を出ていった。母親もてんかんに知的障害を重複してもつ苦しい人生だ。甲状腺機能低下症で発育不良の少年は、アトピー性皮膚炎で体中に掻き傷がある。

学校では、チビスケといじめられ、不良連中に万引きをさせられたりした。家では、彼なりに弟や父親のために簡素な食事を用意して面倒をみていた。彼はいなくなった母親のことも、暴力をふるう父親のことも悪く言わなかった。できるはずもないことを無理にも背負わされる毎日に、差し伸べられる手は誰からもなかった。想像もできない生活は、少年が発病することで、やっと破れた。そして、病院をたらい回しされて閉鎖病棟にたどり着いたのだ。父親も入院、弟たちは施設に入った。家族は離散した。

入院当初、「ネズミのリモコンが追いかけてくる」といって走り回り、壁に頭突きをする。自分の爪をかじり、人にも噛みつく。保護衣とベッド抑制の連続、向精神薬で目は力を失った。あるとき、ヘアリキッドをがぶ飲みして胃洗浄処置を受けた彼が、ガー、ガアーッと鼾(いびき)をかいている横で、しばらく考え込んだ。

「わからない。こんなちっぽけな体に、何が渦巻いているのか、どうしても、わからない」。

整髪料のきつい臭いのする息に、自分の顔を寄せてみても何も変わりはしなかった。思春期を専門とする精神科医が、彼の治療に携わった。長い間に主治医も変わった。精神療法、向精神薬の処方、甲状腺ホルモン療法、箱庭療法、風景構成画療法、カウンセリング、作業療法、さまざまな治療がなされた。どれが奏効したというのではないだろうが、彼は生き延び、成長した。

あの正月から、もう二〇年以上が過ぎた。ぼくも五〇に手が届く。カルテや看護記録に記載された彼のことは、もう忘れてしまった。けれど、重い鞄を肩に掛けて冬の道を歩くとき、彼が差し出した太い腕を思い出すことがある。

貨車いっぱいの金塊

おっさんが、今日も夕日に目を細めている。にんまりと緩んだ口もとに、あふれる満足をこぼしそうだ。少し不自由な萎えた足は、でかい図体を心細げに支えている。すばらしい色の夕焼け雲は、頑丈な鉄格子に縦切りにされている。二階にある病棟の窓からは遠景がよく見渡せる。外を眺める患者を、そっと後ろから見つめる癖がぼくにはあった。

精神病院に何十年と暮らす彼は、おっさんと呼ばれている。おっさんは誇大妄想で人気だった。近づく身寄りもなく、つんつるてんのボロ服を着て、太い腹がズボンからはみ出ていた。

……また、来たぞ。黒い貨車が連なり軋みながら山ほど重い金塊を俺に運んでくる。いくらでも運んでこい。俺のまわりには貧しい奴らが群れをなしている。今日は、誰に幸運を授けようか。何者よりも強いこの俺に、天も地も皆が従うのは必然。限りない財産と幸運が俺を守護する。役立たずのみすぼらしい奴らに情けをかけるこの俺は、誰よりも自由だ。

この城を見よ。完璧に防御されたこの城に、ただ一人の敵も現れたことはない。俺は息をするだけで、世界の海を埋め尽くすほどの金塊がやってくる。もうすぐ空が暗くなる。盗人どもが来たところで、闇夜に沈む黒い貨車を見つけるはずはない……。

夕食を運ぶ台車の音が、窓の下から響いてきた。

「おっさん、ご飯やで。ぼちぼち用意しよか」とぼくが誘う。おっさんは柔らかな眼差しで振り返る。「そうや、あんたにやるわ。貨車いっぱいの金塊や。もう働かんでもええで」。ぼくが見つめ返した瞳には目ヤニがこびりついている。それでも、とびきりの明るさが瞳の底から放射している。「おおきに、こないだも貨車いっぱいもろうたのになあ、気前よろしいなあ」と、ぼく。おっさんは、ますます誇らしげに頬を膨らませている。窓の外の夕日を背にしてよちよち歩き始めるおっさんに手を貸す。ごま塩頭に後光がさしたような気がして、息を飲み込んだ。

……この倉庫番め、かわいいところがあるな。あなた様の言うことは何でも従いますからと、真っ白な服を着て宴会の案内にまいったか。身を飾る勲章も宝石も持たぬ貧乏人よ、一生かかっても使い切れぬほどの金塊をつかわすぞ。いつもバタバタと騒がしく、白服どもが俺の財産を守るために働いている。お前たちに十二分に報いる用意が俺にはある。俺の手となり、足になれ。光り輝く俺のそばにおれば、ただの小石も星になる……。

おっさんの手を引きながら、食堂へ向かう。躓くのが怖いのか、足もとを注意深く見ながら、舌をぺろぺろ出して足を出す調子に合わせている。おっさんの大言壮語と小心さは、こんな感じだ。一緒にいると、少しもの悲しい気分になるけど、席にたどり着けば、また王様だからな。そういえば、運動不足と薬のせいで便秘のひどいおっさんに浣腸をして、文句をしこたま言われたことがある。「俺の尻に穴なんかない。ウンコなんか出るわけないやろ。アホたれ!」。すごい理屈だと感心したが、浣腸液を入れたとたんに、「何をしたんや。脳が溶けて背骨を流れてるぞ」と喚き始めたのには、びっくりした。

……神妙な顔で手を貸すお前に、褒美が貨車いっぱいの金塊ではケチ臭い。もう一台分、奮発しようか。いや、それにしても腹が減った。料理人は何をしている。あいつには特別に、夜ごとに貨車いっぱいの金塊をくれてやっているのだ。この世で一番のご馳走を頼むぞ。ふむ、俺の家来も皆そろったようだな。さあ、食べてよろしい……。

アルミ板に盛られたおかずとプラスチックの丼飯をあっという間に食い終わると、おっさんは小声で言った。「あんたに貨車いっぱいの金塊をやる。ご飯をもう一杯……」。

Ⅲ　人に寄り添うということ

第6章　臨床テツガク講座

1　理解不可能性から出発する

看護師の西川です。ぼくは臨床哲学の愛好者（大ファン）です。昨年（一九九八年）の春から老人保健施設で働いていますが、二〇年前は精神病院で看護助手をしながら夜間大学の哲学科に通っていました。当時としても珍しい夜間専用の学舎で、裏には墓場、横には更正施設があり、駅からは赤提灯の飲み屋やストリップ劇場をくぐり抜けないとたどり着けないといった場所にありました。さまざまな人生模様に囲まれ、夜の光のなかではたいそう美しい学校でした。

哲学科は学生が少なく、地下教室で行なわれた鷲田清一先生の授業をたった二人で受けた覚えがあります。雨降りでもないのに教室の隅では水滴が落ち、先生の声だけが大きく響く教室でした。最初に哲学に関心をもったのは、自分にとっての問題を考えるところからでした。自分の人生を考え始めたとき、何の答もなく、途方に暮れていたのです。哲学にその答があるとは考えていませんでしたが、問いのありかたを求める姿に強く惹かれたのです。そのうち、精神病理学の本などを読むようになり、人の心の不思議さが気になり始めてから、母親が看護婦をしていた精神病院に就職しました。

看護士になるつもりはなかったのですが、毎日の仕事の中で、今までは自分の中にあった哲学の問いが、その位置を変えていきました。看護する自分と患者さんとの間に問いが生まれてきたのです。閉鎖病棟の非日常的な世界の中で、自分なりの居場所を見つけようという気持ちが強まってきました。臨床場面で出遭う具体的な人間の魅力にとりつかれたのです。

次第に、大学の哲学からは心が離れていきました。結局、七年間在籍した哲学科は卒業せずに、看護の道を歩み始めたのです。

しかし、看護助手から、准看護士・看護士と資格を取って看護の世界になれてきたころに、「もう、看護士を辞めよう」と思い始めました。「今しか辞められない」と、退職届けを出したのは三五歳のときでした。この看護に対する心変わりの理由は、うまく説明できません。しかし、看護師であり続ける理由を自分の内に見つけようとして失望したことはたしかです。看護がわかったような気になったとき、看護の魅力を感じなくなっていました。しばらく遠くにあった哲学が、再びぼくを手招きしたのかもしれません。

けれども、看護以外への転職は難しく、職安の勧めで、血液透析の看護現場で再出発したぼくは、幸せにも、もう一度看護への希望を手にすることができたのです。ぼくにとってのナイチンゲールともいえる婦長さんに出遭ったからです。血液透析という科学的医療の先端で、生命の問題を考え、看護の責任を果たそうと一生懸命になれました。

ぼくの人生に看護がもう一度根を下ろしたとき、臨床哲学のニュースを知りました。看護と哲学は、ぼくにとって別々に考えることのできないものです。「臨床哲学」ということばは、ぼくの人生を変えてしまう力がありました。周囲の人が驚く中、妻の支えもあり、大阪大学での授業を聞くためだけに転居・転職して現在にいたっています。同時に、老人保健施設という場で、ぼくの看護に対する新たな問いが始まっています。

看護とは、何でしょうか。自分が経験したこともない苦しみの直中にいる人を目の前にして、白衣を着て立っている自分。「真の看護は、対象の全人的理解に始まる」。看護学校で習ったことばが胸を横切ります。人が人を理解するということ。看護においては、援助の前にまず理解することの重要性が強調されます。対象を全人的に理解するために身体的、心理的、社会的な側面から情報を収集して……というわけです。でも、ちょっと待って……。臨床哲学のメンバーの議論でも再々取り上げられる「理解」について考えてみます。

2　看護を離れ、看護の常識を疑う

最近読んだ本に「人と人の理解は、常に過剰と過小の狭間にあって、決して真正の理解には達しない」ということばがありました。この真正の理解をどう規定するのかも問題ですが、なるほどと思わせます。たとえば、理解される立場から考えてみるとわかりやすいでしょう。自分のことを他人はどう理解しているのでしょうか。第5章でも述べたことですが、人と人の関係を、理解から始めるのではなく、理解不可能性からこそ出発して、理解できなくても人と人が共にいることの方法を考えようという主張があり、立場があります。

また、話をすることは互いの理解のために必須のことですが、しかし情報のやり取りをしただけで相手の底にたどり着くことはできません。他人はあくまでも謎ですが、自分だって謎に違いありません。ただし、謎は問われているからこそ謎であり、答を求められているからこそ謎はその光を明滅させるのです。明るすぎても暗すぎても、私たちにはよく見えない。これは人間の条件ということでしょうか。

データを集め勉強すれば理解できるほどに、患者さんは簡単で透明な存在ではないと覚悟することから看護を始める。居直りではなく、ある種の転回が必要なのです。科学は対象を細分化して説明可能にするための仮説を生み出しますが、理解には到達できません。では、理解とは、どういう関わりなのでしょう。

理解の「対象」ということばに落とし穴があるのです。ふだん、ナースが関わろうとしているのは、単純に観察される対象ではありません。患者さんはナースに迫る顔をもっています。ナースへ向けられた顔は、分析や解釈をはねつける力があり、ナースも自分がさまざまに揺さぶられ突き動かされる経験の中で看護を実感しています。目を閉じ何も語ることのない患者さんにこそ、ナースは強い呼びかけを感じてはいないでしょうか。

ことばという通路が効力をなくす場面に、ナースはしばしば遭遇します。共にいることだけが可能な場で、理解は成立するのでしょうか。理解することが、看護の基底としての意味を問われます。相手を理解してからケアをするというのでは、ナースは一歩も動けません。「いったん自分を離れなければ何も手に入らない」。これはぼくが大好きな宗教学者の言葉です。「看護も、いったん看護を……」が、理解をめぐる謎への突破口になると思います。当然と思っていた看護の常識を疑うこと。ふだん感じていることを本当に大切にして考え直してみること。看護が臨床テツガクするのは、そんな一瞬に始まるのです。

3　中途半端な位置から

最近、気になって仕方のないギャグがあります。上方漫才の中堅コンビ、〝ちゃらんぽらん〟の「中途半端やなあー」というツッコミです。ボケ役としては強烈な個性に欠ける富好が、「何の特徴もないお前をツッコムんは限界や」と言われて発案したのがこのギャグだそうです。「伊丹市に住んでます」と言えば、「高級住宅地でもないし、下町でもない。中途半端やなあー」。「マラソンをした」と言っても「四二・一九五キロ。中途半端やなあー」と。何を言っても「中途半端やなあー」と言い返される。

ツッコミ役の大西が、身をよじり汗を流してこのギャグを繰り返します。この漫才を観て笑う自分が、ふと激しいツッコミの相手になっている気がするという仕掛けです。漫才を観終わってからも、ふとした調子に「中途半端やなあー」が頭の片隅に響いてくるのです。もう、これは笑えるギャグではありません。しかし、傍らから見れば漫才の後で考え込む癖というのもおかしいものでしょう。

看護をめぐる「中途半端」を考えてみようと思います。

老人保健施設で看護師として働くぼくは、いかにも中途半端なところにいるわけです。老人病院でもなければ、老人ホームでもない、医療と福祉の中間施設。入院治療は必要ないが、家にも帰れないお年寄り。ここでなされているのは治療でも介護でも看護でもありません。遊びでもなく、リハビリでもない遊びリテーション。「Ａでもなければ、Ｂでもない」。その一方で、「Ａでもあれば、Ｂでもある」。そんな不安定なところ。病院で働いていたころに比べると、何もかもが割り切れない。収まりの悪い気分に襲われる。けれども、そんな中途半端なところでこそ、看護について以前より考えることがはるかに多くなったようです。

少し具合の悪くなった入所者の血圧測定に行くと、「あんさんは、お医者さんの卵か、しっかり勉強しいや」と言われ、食後の薬を配っていると、「おい、こら、兄貴。便所じゃ、早よう連れて行け」と怒鳴られます。お誕生日会で下手な手品を披露したすぐ後に、喀痰の吸引処置を頼まれます。こんなふうに、目まぐるしくぼくの役割は変化するのです。決して医療が不要ではないが、前面に出ることもありません。この間、施設内での川柳大会に「敬老に 色香を戻す 紅をさし」という作品を出しました。老人保健施設には、口紅でするケアもあるのです。お年寄りに口紅をさすのに資格はいりません。介護職員や、ボランティアの人のほうがぼくよりずっと上手にできます。ナースが化粧をケアとして行なうのは、精神科以外では稀でしょうが、死後の処置にだけ口紅を使うというのは悲しい話です。

4　もう一つのことがらに気づく

病院は、医師、看護師、薬剤師、放射線技師、理学療法士、作業療法士、栄養士など国家資格の保持者で固められた職場で、それぞれの専門性がやかましく言われます。看護も、専門性を議論し出すと非常に排他的な集団です。情けないことに、専門性は「それは、看護の仕事じゃありません」という否定の積み重ねで主張されやすいのです。ただし、権威には弱く、医学知識に対する批判は少ないようです。患者さん自身も知らない病気や、検査データには詳しい看護師が、患者さんが一日の大半を過ごすベッド周りの私物の配置については、掃除のおばちゃんの知識に太刀打ちできないといったことがよくあります。誤解されないように強調しておきますが、どちらが良いといっているわけではありません。ぼくは、患者さんの病気も気になりますが、ベッドに置かれた私物にも目を奪われるのです。どっちつかずの中途半端な関心で、ベッドを訪れ、検温に行って、目についたゴミを掃除しているうちに体温計を忘れてしまうといった間抜けなのです。

ナースに求められているのは何なのでしょう。おそらく患者さんの望みは割り切った明快なものではありません。病室を訪れるナースの表情や態度、振舞いに触発されるかのように思い出されることもあれば、浮かび上がってこなくなるものもあるのでしょう。

たとえば、朝の慌ただしいときに検温に回ってくるナースには、昨夜見た気になる夢の話をするつもりにはなれませんし、自分の体調をどうやって伝えようかと、体の内側の不具合を見つけるように患者さんは努めるでしょう。けれども、「お通じは何回ですか。昨夜はよく休まれましたか。変わりはありませんか」といつも訊ねられているのを思えば、その問いに答えることに気を取られて、自分でもはっきりとことばにできないような、でもなんとなく気にかかっていることをナースに相談する余裕など生まれてきません。二言三言言葉を交わし、笑顔を残してナースが立ち去った後で、吸い飲みが少し取りにくい場所にあったことを思い出したりします。熱はなかったけれど、下着が汗で湿ってしまっているのにも気づく。実際には、ほんの些細なことで患者さんは弱り、困っているものなのです。訴えにもならないようなことがらに気づくにはどうすれば良いのでしょう。問いを細やかにすることにも限度があります。

一方で、ナースが問いかけるのではない場面で、相手の地声に触れることがあります。この間、ある老人保健施設の窓から外を眺めている特に用もなさそうな老人の側に、ぼくも何の気なく佇んでいました。「この山は、痩せておるの……」と独り言のような話が始まり、その人が何十年と植林の仕事に携わっていたこと、住み慣れた土地を離れて来た今の心境が、ポツリ、ポツリとぼくの胸に届けられたのです。さまざまなケアの工夫がなされても、容易に穏やかにはならない人が、今、静かに自分を語っている。不思議な時間でした。

私たちの日常を少し振り返ってみますと、自分たちが何かをするときは、明確な意図が先立ってあるというよりも、周りのあれこれに誘われるようにしていることが多いようです。食堂で注文を考えているときもそうです。お腹の空き具合というのは、食事の魅力によって激しく変わるもので、食べたいものを探すというより、食べたくなってしまうと言うべきでしょう。ある目的が自分の内部にあって外の世界と関わるというより、行為の目的、意図は、世界との接触の中で生じているのです。

ナースは看護をする人。しかし、その看護にとらわれすぎると見えなくなることが、あまりに多いのではないでしょうか。ナースであってナースでない中途半端な位置から見えてくること、聞こえてくることに注意深くありたいものです。

パスカルの『パンセ』に次の言葉があります。「すべての人はそれぞれ一つの真理を追求すればするほど、いっそう危険な誤りにおちいる。彼らのあやまちは一つの偽りを追求することにあるのではなく、むしろもう一つの真理を追求しないことにある」（断章八六三（四四三）、由木康訳、白水社、一九九〇年）。もう一つの真理に気づくこと、追究という一本道からそれてしまい、迷いの森に足を踏み入れることによって、人は不安と共に、多くの豊かな出来事と出会うことができるのです。

ナースと患者という役割関係だけではこぼれおちてしまう、大切なことがらがあります。しかし、ナースであることの責任からもはみ出さずにいること。「中途半端やなあ」とつぶやきながら、ときにはうめき、ときには自嘲しながら、看護の周りをさまよいたいと思うのです。思いがけず、すばらしい光景に自分が包まれることを願って。

5　切ない……

ある日のことです。重度の認知症のために入所している老人が、危うい足取りで廊下を歩いていて、ふと立ち止まりました。幼子を抱くマリア像があったのです。彼はまがった腰から見上げるように像を少し見つめると、静かに手を合わせこうべを垂れました。この老人は、ことばを忘れたかのように一日もの言わず過ごし、消灯後には、食堂のテーブルや椅子をひっくり返しては撫で摩るといった行為を繰り返す元家具職人の男性でした。この老人の祈る姿から受けた衝撃は、いまでもぼくの身体に残っています。自分のなかにあった認知症高齢者のケアという枠組みが音をたてて壊れた瞬間でした。

人の苦しみは、医療や看護だけで包み込めるものではありません。ナースにとって、人の苦しみに寄り添うことは、いつも無力さの自覚と切り離せないものです。しかし、救いを求めている人が目の前にいます。そのとき、ナースと患者という関係からほんの少しずれるだけで、切なさが押し寄せてくるのです。

看護は、よく母性愛との類似性で語られるけれど、ぼくは、もう少し恋愛と関連させたほうがいいかもしれないと考えています。母の愛というのは批判を拒むところがあるからです。柔らかで乳の匂いのする胸にまどろむことができるのは、他者を意識する自分になる以前のことです。ベッドの冷たさを背中で感じている患者さんの苦しみは、自分がひとりであることの深い自覚にあります。だから、ナースの相手への思いはときに拒絶されてしまう、まるで、片思いのように。

切なさは、幸福でもなければ、不幸でもありません。恋する気持ち、相手に焦がれ舞い上がる気持ちと裏腹に、恋のゆくえが不安になり、今の自分に自信がなくなっていく、今までの自分がもろく崩れ去ってしまう悲哀も感じなければならない。けれども……。

このように反転しつづける感情の動きの中に、切なさはあるのです。その場でらせん状に渦巻き、前に進むことができない。こんなふうに考えると袋小路にはまった気になりますが、切なさは切望につながります。どんなに道に迷おうとも、道がなくなるとは思えません。迷うのは、望みがあるからこそなのです。

ナースにとってみれば、援助する者としての限界を知り、にもかかわらず、患者さんの傍らに留まること。「にもかかわらず笑う」ことが、ユーモアの核心だという人もいます。完全な援助など夢想に過ぎないものと観念して、「お互いさまね」と笑みを交わせる可能性を信じたいものです。偶然にでいいのです。今を翻すようなときめきが訪れることを、共に待つのです。

切なさと、ときめきの距離は、それほど遠くありません。ゲシュタルト心理学のいう〈図と地〉のように隣接し反転する関係なのです。大切なことは、切なさを分かち持つことで、ときめきの関係が浮かび上がってくることであり、しめつけられる胸が、ときめきに高鳴るためには、同調する誰かの胸の鼓動が必要なのです。

6　ヒ、ミ、ツ……

看護士をしていると、遠慮のない質問として「看護婦さんって本当はどうなんですか?」と尋ねられることがあります。多くの男性にとっては、看護婦は謎に満ちた魅力的な存在であるようです。同性のぼくから、ナースの秘密を聞き出したいわけです。もちろん女性にも看護婦を主人公にした小説やドラマを好む人はたくさんいます。元看護婦の犯罪などは低級なマスコミの大好物ではありませんか。ナースの私生活は好奇の目に狙われているのです。ナースのポケットの中を特集していたホームページもありました。一体、どうしてこんなにもナースの秘密が求められるのでしょう。

ナースは、病み疲れた人の体を拭き、ガーゼに覆われた傷口を手当てする。個室やカーテンの中で患者のもっともプライベートな部分に触れることもあります。看護はきわめて親密な関係を模倣する仕事なのです。患者さんはナースに疑いを持つことはなくても、一方的に自分の秘密を知られている関係というのは居心地が悪いものです。だから、ナースの秘密を知りたいのです。ナースにとって観察が大切だという以上に、患者さんはナースを観察しています。患者同士のひそひそ話は、白衣で覆われたナースの秘密を楽しんでいるのです。リアルなのは、信頼に基づいた患者・看護婦関係という理屈より、病室の日常です。

看護行為から生じてしまう親密さが個人的な意味へと踏み外されないために、ナースはキャップと白衣で、患者さんは病衣で個性を消しています。制服には役割を明らかにすると同時に私的な部分を抹消する機能があるのです。ある役割がはっきりと明示されたところに、かえって秘密は生じるのです。

隠す意図がある秘密よりも漏れ出てしまう秘密について考えてみましょう。秘密はたったひとりの世界ではなく誰かとの間でかたちになります。誰かへの秘密。隠されているけれど、他人への通路がないわけではない。拒絶と求められることへの渇望が秘密の色合いを複雑にするのです。「内緒の話は、あのねのね……」の歌のように、告白・つぶやきがナースにぶつけられることがあります。最初は何気ない世間話のようでいて、気がつけばのっぴきならない内容になっているものです。こころの秘密はそうした語られ方をするのでしょうか。心理カウンセラーとクライアントのような舞台設定や台本もないところで、ナースは、患者さんのつぶやきの中に秘密を知ってしまうのです。ナースが思わず受け取ってしまった秘密のゆくえはどうなるのでしょうか。

ここだけの話（?·）、ぼくは忘れてしまうのです。深刻な秘密を共有したとしても、ある頃合で忘れてしまっています。患者さんの秘密にまみれた夜勤明け、まぶしい朝の光に霧散してしまうこともあります。ただし、忘れてしまったということは秘密にしているのです。ナースの守秘義務といった頑張りは得意ではありません。秘密は忘れられるのが一番です。忘却は人の意図を超えているので、忘れられないことは忘れられない。だからぼくの忘れる方法は説明の仕様もないのですが……。これが聴き上手の「ヒ、ミ、ツ……」。

第7章　隠すプライバシーで露わとなること

人の苦しみや悲しみに直接触れることを避けられないナースにとって、患者さんのプライバシーを守ることは、職業上の義務とされている。しかし、プライバシーを守るとはどういうことなのか考え始めるとさまざまな問題が浮かび上がってくる。

古代ローマより門の守護神として有名なヤヌスは、一つの頭に前後を向いた二つの顔を持つ。プライバシーの姿は、ヤヌスの両面のように一度には見届けることができない。

プライバシーについて、ふだん語られることの少ない側面を集中して考えてみる。医療関係者の金科玉条たるプライバシー尊重主義にたてつこうという内容。いままで自分の安全地帯であった場所から足を踏み出して、どこに着地するやら……。

ということで、体系的な文は書けそうにない。日記風に、ぼくの考えたジグザグ道をご案内いたします。

■一〇月一〇日

ある編集者からメールがきた。「プライバシー」についてのかなり刺激的なエピソードを紹介され、議論を吹っかけられる。

ある精神保健分野の研究発表会で、研究レポートの対象者を実名で発表した人がいた。もちろん、実名で発表された人も同意しており、会場でにこにこしながら肯いて聞いていたらしい。ところが、発表の後で研究者である座長が「この発表には、プライバシーに対する配慮が欠けている。一体、プライバシーをなんと心得ておるのか」云々と、発表した人物に詰め寄り始めた。発表内容を無視した強硬なプライバシー保護論からの批判にたじたじになった発表者をみて、その発表の対象とされた当事者が「自分のためにこんなことになってしまってすみません」と涙ぐみながら言ったというのである。

さて、このエピソードをどう考えるか。多くのナースは、自分とは縁のない事柄だと考えるかもしれない。こんな面倒に巻き込まれたくないから、看護研究の発表で患者さんの実名を使うことはないし、顔がわかるようなスライドを使うこともないからだ。少なくとも、ぼく自身はそう考えてきた。イニシャルか何かで実名を隠してしまえば、それでプライバシー保護はクリアできる。その程度の工夫でやり過ごせるのが、学会のプライバシー尊重なのだから。

編集者は、この話を聞いて胸のあたりが苦しくなったと書いてきた。安易なプライバシー保護論に潜む何か、人を息苦しくさせる何か、を明らかにできないかというのである。これは、しんどい話になりそうだな、という予感がした。ナースとしての自分が浸っているぬるま湯から飛び出さなければならない。

ためらいの後「やってみよう。プライバシーについてもう一度自分の頭で考えてみよう」と決めた。

■一〇月二七日

夜八時を過ぎて、大阪大学臨床哲学の授業が終わった。教室を出たところで、ぼくは慌てて鷲田清一先生に相談を持ちかける。「プライバシーに関する原稿を依頼されたのですが、きっかけがつかめなくて……」。先生は頭をつるりとなでながら一瞬考えて、大きく目を開き、「西川君。プライバシーはね、「奪われている」ということばからきているんやで。ハンナ・アレントを読んでみい」。ほんの少しの立ち話であったが、すごいヒントを手に入れた。ぼくは、研究室で先輩院生から、ハンナ・アレントの『人間の条件』という本を紹介してもらった。明日は、勤務先のニューライフ・ガラシアの施設内研究発表会だ。本を読むひまはないな。

■一〇月二八日

今日は、第三回施設内研究発表会があった。ぼくは教育委員として、発表の方法を介護職員に教えてきた。開設から二年半、みんな発表がうまくなったなと思う。ぼくの指導の結果、事例研究では入所者の氏名はすべてイニシャル。けれども、笑顔のスライドに目隠しの線は入っていない。なんとも中途半端なプライバシー保護だ。本当のところ、介護の人たちはイニシャルなんかでお年寄りを語りたいのだろうか。言いにくくて仕方がないという感じ。質問に答えるとき、思わず名前で答えたりしている。まあ、施設内だから許されるんだけど。

そういえば、ナースも事例検討会で、最初はイニシャルで呼んでいた患者さんのことを、議論が白熱するとつい実名で口を滑らせてしまうことがある。中岡成文先生が看護大学へ行ったとき、そんな光景を間近に見て不思議に思ったという話を聞いたことがある。

ぼくの指導で、語りにくくさせた介護の大事なことがあるのかもしれない。それは一体なんだろう。

■一〇月三一日

夜勤中、『人間の条件』（ハンナ・アレント著、志水速雄訳、ちくま学芸文庫、一九九四年）を読む。気になるところをメモする。

> ローマ人の言葉では、「生きる」ということと「人びとの間にある」（inter homines esse）ということ、あるいは「死ぬ」ということと「人びとの間にあることを止める」（inter homines esse desinere）ということは同義語として用いられた。（同、二〇頁）

古代人の感情では、言葉それ自体に示されているように、私生活（プライヴァシー）のprivativeな特徴、すなわち物事の欠如を示す特徴は、極めて重要であった。それは文字通り、なにものかを奪われている（deprived）状態を意味しており、ある場合には、人間の能力のうちで最も高く、最も人間的な能力さえ奪われている状態を意味した。私的生活だけを送る人間や、奴隷のように公的領域に入ることを許されていない人間、あるいは野蛮人のように公的領域を樹立しようとさえしない人間は、完全な人間ではなかった。ところが、私たちが"privacy"という言葉を用いるとき、それはなによりもまず剥奪deprivationを意味するとはもはや考えない。

（同、六〇頁）

■一一月一日

昨日のメモについて考えてみる。多分、鷲田清一先生が教えてくれたのはこのあたりのことだろう。語源という意味では、別の本で、こんな一節を見つけた。

「私的な（private, privé）」という言葉の語源は、ラテン語の「privātus（「奪う」という意味の動詞 prīvō の完了分詞）」であるが、それは公務や公職から解き放たれた（それらを奪われた）状態を意味する言葉であった。フランス語の初出が一一三八年、英語の初出が一三五〇年であるが、ドイツ語では十六世紀半ばすぎになってようやく「privat」という言葉が出現してくる。

（桜井哲夫『〈自己責任〉とは何か』講談社現代新書、一九九八年、八一頁）

プライバシーということばが、今の私たちに与える響きは、プライバシーの価値であり、プライバシー侵害を拒否する権利意識である。けれども、これはずっと昔からそうなのではなかったということだ。「私的」ということは「公的でない」という意味で、権利の剝奪であり、負の価値でしかなかった。過去、最高権力者にとってプライバシーなどは問題外であった。クリントンの不倫事件から考えると想像しにくいが、フランスのルイ一四世はトイレで便座に座ったまま下々の者たちに謁見したという。王にとって隠すべきものは何一つなく、あらわになったものは周囲の者がそれを解釈し、従うべき掟の意味をもっていたのである。隠さないことは、力の誇示でもあった。かえって、隠すことには、共同体の内で弱者を排除しようとする意味合いが強かったのである。群衆の運動や共同体の構造ではなく、「私」「個人」が正の価値をもち始めたのは、近代以降のことに過ぎない。

こうしてプライバシーの起源を考えてみると、現在も引きずっているプライバシーの暗い側面も見えてくる。たとえば、プライバシーということで隠される情報は、社会的に負の烙印を押されている事柄に集中しているということだ。

差別や、社会的非難につながる情報は、プライバシーというパンドラの箱に入れてしまわれる。犯罪歴、精神病、認知症、借金、堕胎、離婚、不倫、同性愛、エイズ、奇形、難病、部落、在日、SM、女装、カルト、不登校、中退、不法滞在……。声を出せない、名乗れない。周囲の悪意も善意もそれらの声を封殺する。平穏な社会を破るものとして耳をふさいでいる。知られたくないだけではない、知ることを拒否されている。自分の存在を大っぴらに認められないのだ。

社会の中で、声を奪われていたものが、自ら名乗り出ることを「カミング・アウト」という。もともとは社交界へのデビューという意味だが、ここではプライバシーという名の牢獄からの脱走である。脱走は常に制裁と隣り合わせだ。

ちょっと、考え続けるのがつらくなってきた。ぼく自身、言えずにいたことが多すぎるから……。

■一一月六日

相変わらず、プライバシーについて考えている。今日は、大阪国際会議場で開かれた国際シンポジウム「笑いは人を癒す」に参加した。会場へ向かう満員電車の中で、周囲に他人がいないかのようにおしゃべりを続ける若い女性がいた。お互いの体が密着するほどの空間の中で、他人の脈絡不明なおしゃべりを無理やりに聞かされる不愉快さ、プライベートなことを押し付けられる苦痛を感じる。彼女にとっては、周囲の人間は無名の存在で、つり革ほどの存在感しかないんだろう。彼女に対していきなり、「ぼく、西川といいます」なんて名乗り出たら、どうなるんだろうと空想する。

シンポジウムでは映画『パッチ・アダムス』（トム・シャドヤック監督、一九九八年）で有名になったゲズントハイト・インスティテュートのメンバー医師の講演があった。彼もパッチと同じくピエロの格好で現れた。医療の中で患者と医師との関係を人間的なユーモアにあふれたものにするという主張に共感を覚える。さまざまな患者さんとの話が紹介されたがイニシャルではなかった。彼らにとって患者は症例ではなく、生まれたときからずっと名前をもって生きてきた人なのだから当然のことなのだ。彼はピエロの格好のままで日本の空港に降り立ったと言い、「この姿でいると、人は私を無視できないのです。私は必ず、人に見られ語りかけられるのです。私は一人ではなくなるのです」とウインクしながら語った。

都市生活の中では、他人をまるでそこにはいないかのように扱わなければ一歩も前に進めない。ゴフマンの「儀礼的無関心」がマナーなのだ。山道で出会う人のように挨拶などできはしない。

映画『パッチ・アダムス』のワンシーンを思い出す。ある患者について長々と病状説明をする教授。それを取り巻く若い医学生たち。医者たちから見下ろされたまま横たわっている患者のおびえた表情に気を配るものはいない。最後に教授が「何か質問は」と、すると人垣の後ろから身を乗り出してパッチが尋ねる。「彼女の名前は?」。つまらんことを聞く奴だという周囲の連中を尻目に、パッチが彼女の名前を呼び話しかけているうちに、白衣の一団はその場を離れていく。患者の名前に興味のない医師たち。名前のある人とはかかわる気のない医師たち。彼らは患者のプライバシーを侵すことはないだろう。

■一二月七日

昨夜はひどい寒さだった。冷たい風に吹きつけられて、ふだんは気にすることもない自分の顔の輪郭がはっきりしてくる、そんな夜だった。

臨床哲学の授業の後、甘えるようにして中岡成文先生と一緒に飲みに行く。銭湯の裏にある韓国料理屋で酒を飲みながら、やはりプライバシーについていろいろ話をする。今朝、上着のポケットに話の途中で書きつけたメモを見つけた。酔いに痺れた頭に、いくつかのことばを刻みつけようとしたのだが……。メモを見ながら、思いをめぐらす。

ぼくが血液透析の現場で働いていたときのこと。食事制限や飲水制限などつらい自己コントロールを必要とされる長期血液透析で、模範ともいえる女性がいた。けれども、急に透析間の体重増加が大きくなり、表情にも暗さが目立つようになった。患者会でも積極的な役割を果たしていた人なので、スタッフの誰もが当惑していた。しばらくして、実は娘の恋愛（不倫）問題で悩んでいたことがわかる。そのことを、信頼しているナースに相談したのである。ナースは、チームのスタッフにそのことを知らせた。

ある日のこと。ぼくが彼女の隣のベッドで透析準備をしていると、鋭い怒鳴り声が聞こえてきた。憤りに震えた声だった。「何で、あんたが知ってるの。ここのナースは、みんな知ってるの。私のこといろいろ噂してるのね」。まだ、若いナースは、「いえ、詳しいことは知りませんが、娘さんのことで心配していることがあるとだけ、申し送りにあったものですから……」と苦しい弁解をしている。「気分は最悪、山ほど水を飲んじゃった」という彼女に、そのナースは「やっぱり、娘さんのことが気になりますか」と言ってしまったのである。決して悪意があるわけではなかったナースの気まずさと、秘密を知られて行き場のないやりきれなさを感じている彼女。横目に見て、「まずいよなあ……」と血液回路を組む手が止まってしまったぼくである。

相談に乗ったナースは、否応なくその苦しい問題に巻き込まれてしまう。聴いてしまった者の苦しみから逃れることはできない。歪んだ表情で絞るように語られたことばを、素面では聞けない。相手が引き受ける顔を見ながら話したことを、さらっと知られてしまう悔しさはよくわかる。臨床現場で、ナースはさまざまなかたちで患者の秘密に触れる。本人から恐る恐る手渡されることもあれば、職員の申し送りで平然と伝えられることもある。いずれにしても、ナースとして人の秘密に触れるわけだ。

ほかにも、つぶやきを聞いてしまうことだってある。今、働いている老人保健施設でのこと。早朝五時、オムツ交換に居室を回っていたときのことだ。まだ暗い四人部屋のそれぞれ区切られたカーテンの片隅から、ある利用者の声が漏れ聞こえてきた。

「お願いですよ。家に帰らせてください。友達とも会いたいし話もしたいし、お願いですよ。一生のお願いですよ、西川勝子（仮名）一生のお願いですよ。神様、聴いてますか。家に帰らせてくださいよ。歩く練習もしてるし、友達とも会いたいし、あたしゃ困ってしまいますよ。お願いですよ。神様……六月一三日西川勝子。……お願いですよ」。内容の割には淡々とした調子で、いつ終わるとも知れない抑揚で繰り返される祈りだった。

彼女は、認知症に加えて大腿骨頸部骨折後の歩行困難で入所中であった。東京の生まれで、関西には珍しい江戸っ子調の話し方とひょうきんな性格で介護者には人気者だった。耳が遠いので、人の言っていることはほとんど聞こえていないのに、とにかく笑って済ませるという感じの憎めないタイプ。そんな彼女が、人知れず、自分の悩みを神様に訴えている。祈りの途中に何度も自分の名前と、間違った日付、それも言うたびに違う日付を入れて祈っている。

彼女の祈りを漏れ聞いて、最初は、その幾分コミカルな調子に微笑んでいたぼくだが、次第に気分が変わってきた。「一体いつから、こうして祈っているのだろう。昼間は愛想笑いばかりで自分の苦しみや悲しみ、悩みを口にすることもない人が、こうして目にも見えず、声も聞こえない彼女の神様に向かって果てしなく訴えるのはなぜなんだろう」。そう考えると、胸が締め付けられるような気分になってしまった。同時に、覗いてはならない秘め事を知ってしまったという感じに襲われていた。

けれども、どうして人は「祈り」を、神だけではなく人にもわかることばで語るのだろう。つぶやきも、誰に向けられるとも定まっていないことばではあるけれど、聞いてしまった者を変えてしまう力があるのもたしかだ。

■一二月一三日

プライバシーを個人の権利と考えるとき、大切なことは、自分に関する情報の自己コントロールだといわれる。自分の情報を、他者の操作に預けないということ。たとえば、顔に痣のある人たちの自助グループが、それまで人目を避けずには生きられなかった状況を改革しようとして活動をはじめて、マスコミの取材を受けたが、その写真で顔にモザイクがかけられてしまったという出来事があった。ユニークフェイスという自己表現を拒否されてしまったのである。

隠すことで、一見好意的に見えたマスコミの欺瞞性が暴露された。医療の現場も無縁ではない話だと思う。隠さないと決めた人にどう向き合うか。変わるのは相手だけではなく、自分も変わらざるをえない。もう一つの関係を生み出す作業が共に始まる。だから、プライバシーを単純に個人の権利として狭く考えることにも限界があり、これは同時に他者を巻き込む公共性の問題でもあるのだ。

プライバシーの対社会的な意味には、個人を攻撃にさらされる危険性から守るということがある。にもかかわらず発表するには、この攻撃から守る気構えが必要なのだ。相手を守る気がないから、プライバシーを守るというところに逃げているのではないかを考えてみなければならない。

これまで、プライバシーについていろいろ考えてきた。プライバシー尊重・保護論という大通りから外れて歩き続けるうちに、行く先が見えなくなりそうな不安に何度も襲われた。十分に考えを詰めることができないことがらもメモや日記という形のままでみなさんにお見せした。ここから、まだ見ぬ場所へ続く小道があるかもしれないと思っているから、そのままにしておいた。みなさんもどうか迷ってほしい。

社会学の立場からプライバシーの問題を詳細に描いた好著『プライバシーのドラマトゥルギー――フィクション・秘密・個人の神話』（阪本俊生著、世界思想社、一九九九年）の序文で紹介されていることだが、プライバシーを「ハリケーンの中の干し草の山」と喩えることがあるらしい。プライバシー概念は、混乱していてどこからも手のつけようがないという意味のようだ。

ぼくは、激しい風に吹き乱されている無数の干し草の中から、たった一本を狙うつもりでいた。つかむ者の手に傷を負わす棘つきの干し草を、だ。気持ちよさそうな干し草のベッドに潜む棘つきのプライバシー。これを何とか探したかった。

プライバシーは、決して一面的な概念ではない。最初にプライバシーの姿をヤヌスの両面に喩えたが、社会と個人、公共性と私秘性が拮抗する狭間にプライバシーは位置する。隠すことと隠されること。この反転の渦巻きに身を差し入れることを忘れてはならないのだ。

第8章　鬱の攻撃性

1　鬱に出遭う

ある日のこと、職場の若い介護職員から相談を受けた。仕事の合間にベランダに出て煙草を吸っているときだ。彼は煙を吐き出しながら、少しうつむき、「鬱の人にどう接していけばよいのか、わからないんです」とつぶやく。精神科で看護の経験があるぼくを頼っての相談だ。「そりゃ、難しいわな。うーん、ぼくも鬱は苦手や。ここでケアするのは無理があると思ってる。でも、現実には鬱病の既往がある人もいるからなあ……」。

自分のことばに力のないことに気づきながら、あれこれと考えをめぐらせる。ぼくの視線は彼から外れて、向かいに見える山へと逃げていた。

ぼくたちの職場は介護老人保健施設、身体的な障害をもつ老人と認知症の老人をケアしている。彼は大学時代に阪神大震災のボランティア活動に触れてから、「人のためになる仕事」を志してこの職場にきた。もう五年が過ぎた。施設介護で実務経験を積み、国家試験を受けて、やっと介護福祉士の資格を取得したばかりである。彼がケアを学ぶとき、いつも現場での悩みが先にある。

介護職員としてはじめてケアにあたったとき、ぼくとは別のフロアで、主に身体的障害のある老人のお世話をしていた。さまざまな不自由を抱えながらも頑張りを見せるお年寄りの姿に感銘を受けながら、自分の仕事に手ごたえを感じたという。ささいなことで感謝のことばをかけられると、「ムッチャ、うれしいんです。俺のことを必要としてもらえてるって」。明るい笑顔が似合うナイスガイだった。

ぼくがいる認知症高齢者主体のフロアに来たときから、彼の笑顔は少なくなった。世慣れてやさしいお年寄りから離れ、ことばも通じにくい認知症高齢者の前に立たされて困惑してしまったのだ。自分がこの仕事に向いているか、自信が危うくなりかけたこともあるという。しかし、最近になって認知症ケアの面白さもわかるという気になってきていたらしい。ぼくは、彼がジグザグに進みながら元気になってくれればいいと考えていた。

介護を仕事にする限り、対人関係でのつまずきは避けようがない。しかし、今の彼が鬱病にぶちあたるのは危ない気がした。鬱病には、彼のストレートな善意など通用しないからだ。鬱病への対応は薬物治療と休養が基本となって、心理的アプローチは専門的な慎重さが要求される。治療を抜きにしたケアでは挫折する。

結局、ぼくは彼の相談に十分に応えることはできなかった。「鬱の人を励ますとかえって、それは相手の負担になるから、距離を持って見守るのがいいんだよ」というお定まりの返事と、「鬱は危ないから、下手に近づくなよ」という説明不足の忠告だけに終わった。この章で明らかにしたいことは、後に付け加えた忠告の理由になる「鬱の攻撃性」である。

2　憐れみと苦悶

鬱は励ましてはならない

鬱病については多くの人がわかった気になりやすい。誰だって気分の滅入ることはしばしばある。たったの一週間だって、少しも気分が落ち込まなかったということは稀だ。世の中はそんなに気安く生き抜けられるものではない。だから、自分の鬱気分を拡張して、鬱病について想像し、理解できると思ってしまう。これにはいい面も悪い面もある。鬱病の理解への入り口を示す点では有用だが、病気としての鬱からの出口を間違ってしまう点では有害でもある。自分の元気が失せたときに他人に求めたくなる同情や励ましが、鬱病には禁物であるということを思い返してみたい。

精神看護の常識は「鬱は励ましてはならない」ということになっている。この禁止文にはじめて接したとき、戸惑いを覚えた人は多いだろう。なぜなら、苦しむ人を見て何とかしてあげたいという気持ちが生じることを、禁じられたという思いがよぎるからである。当然と思われる自然な感情を、看護技術的な理由でコントロールする不自然さに戸惑うのだ。

まだ精神科の知識も何もなかったころの自分は、鬱病の人には一種の親近感さえ覚えていたのを思い出す。人生の悲哀や苦悩に打ちひしがれ、目から力を奪われ、肩を落としたその姿に、深刻で真剣な生きる姿を見ていたのかもしれない。まだまだ自分の人生の行く先が、まったく知れない不安に時折おびえていた自分が、実際には軽薄な毎日を過ごしていることに恥ずかしさと後ろめたささえ感じていた。まるでとっかかりようもない意味不明の妄想や、突然の興奮に乱れた病棟の中で、鬱病者の悩む姿だけが人間的な救いを求めていると思ってしまっていた。

自分に何ができるかはわからない。こんなふうに苦しんでベッドの中で石のように身を固め、水を飲むことも忘れた乾いた唇、視線も定まらない弱った姿の人を目の前にして、ぼくの中で突き上げられる感情があった。何とかしなくては……。食事を勧め、やさしく声をかけても、かえってその表情はかぼそい唸りにあわせてわずかにゆがむ。ちいさな吐息で沈黙が始まる。一体どうすれば、この人を捕らえている深い闇の底の縄にたどり着けるのだろう。開いてもらえない口の前で、食事介助のスプーンが止まってしまう。

「頑張って、食べましょう。早く元気になってくださいよ」とことばをかけ続けるぼくに、先輩ナースが近づいて「後にしよう。いまは、もういいよ」とさえぎる。再び、布団をかぶってしまう患者さんを残して部屋を出るとき、ぼくは、なんとも嫌な気分に襲われた。「見捨てていいのだろうか、もっとできることがあるんじゃないのか」。そんなことばを胸の中で繰り返しているうちに、ぼくはすっかり滅入っていた。結局、冷めてしまった昼飯が、先輩の介助で与えられた。先輩は淡々とした表情で介助を済ませた。横目で見ていて、「なんだか冷たいなあ」と思う若いぼくだった。

このとき、ぼくが感じていたのは先輩の他人行儀な様子への軽い嫌悪だった。自分以外の苦しみを目にしたときのありようはさまざまである。まったく無視する。見えない振りをする。相手に何ができるかを知的に判断する。思わず駆け寄る。一緒に泣いてしまう。どれがよいというわけではないが、相手の苦しみに引きつけられるようにして、身も心も動いてしまうのが「憐れみ」というものではないだろうか。この「憐れみ」について考えるために、ある囚人のエピソードを紹介する。

「憐れみ」はとっておきの餌食

牢屋に閉じ込められている囚人が、鉄格子の中から外を見ていた。柔らかな日差しの下で、まだ幼い子供とその母親が遊んでいる。たとえ極悪人でも、あどけない幼子の片言やヨチヨチ歩きのかわいさには目を細めてしまう。また、子を見守るその母親の微笑を眺めては、すねて頑なこころがなごみほぐれていった。

そこに突然、餓えた野獣が一匹あらわれて場面は一変する。野獣は子供に襲いかかり、母の目の前で、か細い骨を噛み砕き、柔らかな肉を食い破る。子の惨状を助けようにも非力な母親にはなす術もなく、絶叫とともに気を失う寸前、子供のはらわたがはみ出て、血しぶきの中に野獣は頭を突っ込み貪り喰らう。

囚人は出るに出られぬ牢屋の鉄格子を力任せに揺さぶり、あらん限りの怒号をあげるが、詮方ないのは理の当然。囚人もまた、血を吐く思いでその場に倒れてしまう。

このエピソードは、マンデヴィルの『蜜蜂物語』をルソーという思想家が引用したもので『人間不平等起源論』（原好男訳、ルソー全集第四巻、白水社、一九七七年、二二二頁）の中にある。ぼくの印象で文章は変えてあるが、大意に違いはない。このエピソードは、他者の苦痛に直面したときに生ずる「憐れみ」の感情が、人間にとって普遍的なものであることを例証しようとしたものである。そして、「憐れみ」から実際に起こす行為によって他者の苦痛を解決しなければ、「憐れみ」それ自身が途方もない苦痛になってしまうことを教えている。

子供と母親と囚人の、それぞれの苦しみについては区別ができる。子供は直接的な苦しみに襲われている。子供は苦しみそのものといってよい。母親は自分と切りはなすことのできない愛するものを失う悲痛に、わが身を打ち砕かれている。そして、囚人は自分とは関わりのない苦しみの二重奏に巻き込まれ、憐憫の苦悶に苛まれている。

鬱という病に苦しむ人を「励ますのでなく、ただ見守る」とき、ただ見る者はこの囚人の立場におかれてしまう。目を閉じ、耳をふさぐほかに、囚人の苦しみからの逃れようはないのだろうか。目を閉じることなく、鬱との臨床的な距離をとるためには、まずこの「憐れみ」の情に対してかけられた鬱の罠を見破らねばならない。鬱にとって「憐れみ」はとっておきの餌食なのだから。

3　鬱の罠

精神分析の創始者フロイトは『悲哀とメランコリー』（井村恒郎訳、フロイト著作集第六巻、人文書院、一九七〇年、一三七―一四九頁）という論文で、メランコリー（鬱病）の本質を、正常な悲哀の情との比較から明らかにしようとした。

フロイトの論を参照してみよう。

メランコリーの精神症状は、深刻な苦痛にみちた不機嫌、外界にたいする興味の放棄、愛する能力の喪失、あらゆる行動の制止と自責や自嘲の形をとる自我感情の低下――妄想的に処罰を期待するほどになる――を特色としている。以上の症状のうち自我感情の障害が欠けているというただ一つの点をのぞくと、悲哀もおなじ特徴をしめすのであって、それをあわせ考えるとメランコリーの像が理解しやすくなる。（略）悲哀では外の世界が貧しく空しくなるのだが、メランコリーでは自我それ自体が貧しく空しくなる。患者は彼の自我はつまらぬもので、無能で、道徳的に非難されて当然のものとみなし、そしてみずから責め、みずから罵り、そのうえ追放され処罰されることを期している。（略）自我にたいしてこういう訴えをしている患者の主張にさからうことは、科学的にも、治療上からも、同様に無駄なことである。彼にもいちおうの正しさがあり、彼にそう見えるままの状況を述べているにちがいないのである。

（『悲哀とメランコリー』一三八―一三九頁）

自我の弱さを印象づける罠

自分が自分を責めるという点に、病的鬱の特徴がある。これは一見すると、鬱病の自我の弱さを印象づける。しかし、これが罠なのだ。フロイトは、「鬱の攻撃性」を見抜いていた。

メランコリー患者のさまざまな自責の訴えを根気よくきいていると、しまいには、この訴えのうちでいちばん強いものは、自分自身にあてはまるのは少なく、患者が愛しているか、かつて愛したか、あるいは愛さねばならぬ他の人に、わずかの修正を加えれば、あてはまるものであるという印象をうけないではいられない。事態をしらべればしらべるほど、この推測は確かなものになる。このように、自己非難とは愛する対象に向けられた非難が方向を変えて自分自身の自我に反転したものだと見れば、病像を理解する鍵を手にいれたことになる。

（同、一四一頁）

患者は自己処罰という回り道をとおって、もとの対象に復讐することができる。彼らの敵意を直接にしめすわけにゆかないので、みずから病気になって、その病気を通じて愛する者を苦しめるのである。

（同、一四三頁）

つまり、鬱は外部への攻撃性が内面に向けて転換された症状である。鬱の発端には怒りがある。しかし直接的な攻撃をあきらめざるをえないとき、罠が仕掛けられるのだ。ここで注意したいことがある。「鬱の攻撃性」は、あくまで病気としての「鬱」の攻撃性や恐ろしさであって、「鬱病者」その人の攻撃性ではない。精神科疾患の場合、病気と病人の区別があまりにも不分明であることが多すぎる。精神分析的な記述にはその傾向が少なくない。

しかし、ぼくは、「鬱」と「鬱病者」とを区別して考えている。たとえば、ウイルスとウイルス疾患患者とは別物なのだ。がんのように、簡単に病気を異物として扱うことが許されず、共存しなければ生きていけない病気もあるが、「鬱」については、脳内生理的な要因の関与がかなり大きいことも考えて、病人自身の人格とはある程度、区別して考えてもよいのではないか。「鬱」は囚人のエピソードにおけるあの野獣であり、「鬱病者」は野獣に襲われた子供である。「鬱」は襲いかかる相手だけでなく、その周囲のものまでをひき裂く。

鬱は自己を攻撃して他者の反撃を許さない

鬱に対面する人の苦痛には、手が届かないという思いよりも拒絶されたという感触が強い。それは、「ほっといて」と、他者が差し出す手を無化する攻撃であったり、「どうせ私は駄目なのよ」といいながら、私を救えるものは誰もいないという唯我独尊主義、「なにもかも無意味だ」というニヒリズムなのである。しかし、鬱が他者・外部の否定をするには巧妙な作戦がある。反撃を許さない戦術工夫としての鬱、自己攻撃のスタイルである。鬱は表現の上では、他者を直接攻撃することはない。したがって、反撃の仕様がないのである。それどころか、鬱は相手の素朴な憐れみの情に訴えてくる。うっかり差しだす手は遠慮なく払いのけられる。

鬱の自責は他に開かれていない反省ポーズにすぎない。反省には、今ある自分から離れて、自分を見つめることが必要なのに、自分を離れることがない。几帳面や執着という病前性格も、自分によるすべてのコントロール欲の現れと見ることができる。他者との関係の中での自分を認めない肥大化した自我意識は、他者から逃避し、自分に立てこもる。そこには自分への圧倒的信頼と、他者を無化する残虐な構えが隠されている。だまされてはいけない。鬱は決して弱くないのだ。「鬱病者」が、この「鬱」の症状から逃れて、みずからの「弱さ」を素直に生きることができさえすれば、多くの問題は解決するはずである。

精神科看護に大きな影響を与え続けているサリヴァンも「鬱の攻撃性」を明言している。ただし、サリヴァンのいう「鬱病者」は「鬱」と読みかえる必要があると、ぼくは考えている。「時に鬱病者の言動は全く明白に他罰的である。また、鬱病者の煩わしい言動は、そのために苦しむ人が誰もいないとはっきりすれば時には消失する」（ハリー・スタック・サリヴァン『精神医学の臨床研究』中井久夫・山口直彦・松川周二訳、みすず書房、一九八三年、三一四頁）というサリヴァンの指摘は正しいのだろうか。彼は、鬱病者の自殺について、「鬱病者の場合は癒えない（と推定する）傷を敵に負わせようとする過程で死ぬ（略）〈鬱病者は必ず標的を外さないが、しかし、不幸なことにそれはふつう自己破壊によって行うのだ〉というのが結論である」とする。「患者の過去における破壊的影響者であった特定の一人物が患者の自己破壊の標的である。意図は患者が自己を破壊したためにその人物を残る生存期間中苦しませてやるところにある」（同、三一五頁）。

鬱は自殺することによって、直接自分は手を下さずに相手に相手自身を傷つけさせる。この巧妙な復讐を成し遂げるために、自分は姿を消して、相手の苦しみには苦しまないというのが鬱の自殺なのだ。

4　自殺させるな

ひとの憐れみ、共苦・同情を誘う鬱の戦略にはまらないことが、大切である。「鬱への励ましは相手に苦痛を与えるから駄目」というのではなく、「鬱の攻撃性」から自分の身を守るために離れるのだ。

ただし、鬱がまわりの目を盗んで鬱病者自身を死なせることができるほど離れてしまってはいけない。自殺は、死んだ者だけでなく誰かを必ず傷つける。鬱が鬱病者に自殺をさせないように見張れる位置を、用心しながら見つけ出さなければならない。

鬱の攻撃性に対しては、こちらも攻撃で応じることもできる。ただ、この逆転移は相手の狡猾さをさらに超える知恵をもってしなければならない。鬱の攻撃性の矛先をもう一度反転させて、鬱が仕掛けた罠の中に鬱自身を落とし入れるのだ。鬱には願いどおり死んでもらう、しかし、その結末は鬱からの再生という意外なシナリオである。苦しみを人に与えて死に去ることは許さない。苦しみは鬱的自我自身にそっくりそのまま投げ返し、どこにも漏らさずに死んでもらう。鬱の屍骸の中から、新しい命が生まれるために。

これは、ユング派精神科医ローゼンが主張する鬱からの回復「エゴサイド」（egocide）である。-cideという接尾辞は殺すことを意味しており、自殺はsuicideという。「エゴサイドは、命を肯定する、より肯定的なアイデンティティが現れるために、命を脅かすような否定的なアイデンティティに象徴的に直面し、それを破壊する創造的過程である」（D・ローゼン『うつ病を生き抜くために——夢と描画でたどる魂の癒し』横山博監訳、人文書院、二〇〇〇年、三六頁）と定義されている。鬱病者に自分の身体を殺させずに、復讐しようとする鬱の自我（エゴ）を殺させ、再生する自己（セルフ）に変容する過程を援助するのだ。

ぼくは、このユング派の理論は面白いと思う。しかし、自我と自己の違いに関しては正直わからないことが多すぎるので、もう少し単純化して考えている。自殺と見えても、鬱病者は「鬱」という野獣に殺される被害者なのだ。さらに、「鬱」は見えない牙で被害者を憐れむ者にまで深い傷を負わせる。だから、鬱の思いどおりに自殺させないことが、最も大切なケアになるのだ。

5　繊細に

「病者」を殺さずに「鬱」を殺し、「鬱」を死なせて「病者」を生き返らせる。この作戦は、鬱の罠にもはまらず、「憐れみ」を押し殺すこともなく、成し遂げられねばならない。どうしたらいいのか。精神科看護の教科書とは、たぶん縁のないロラン・バルトの文章にヒントがあった。『恋愛のディスクール・断章』の一節、「わたしはあの人の痛みを感じる――COMPASSION（共苦）」の一部を紹介する。

あの人の不幸は、わたしからあの人を遠く運び去る。わたしにできることといえば、そんなあの人を息せき切って追いかけることでしかない。それでいて、あの人を捉えることも、合体することも、ついに望みえないのだ。それくらいなら、少しは身を隔てることにしよう、

> 一定の距離を置くすべを学ぼうではないか。生きよう！　他者の死のあとになお生き残る主体がすべて唇にのぼせる語、あの抑圧されし語よ、出現せよ。
> したがって、わたしはあの人とともに苦しむだろう。ただし、溺れきることはなく、自分を見失うこともないのだ。かかる振舞いは、非常に情動的であると同時に非常に醒めたものであり、まことに愛情こまやかであると同時にまことに冷静なものである。これを繊細さ（デリカシー）と名づけることができよう。いわば、共苦の「健全な」（洗練された、芸術的な）形式といったところである。
> （ロラン・バルト『恋愛のディスクール・断章』三好郁朗訳、みすず書房、一九八〇年、八七頁）

凶暴な「鬱の攻撃性」には、抗鬱剤や距離をとった対応が一番の力を発揮するだろう。しかし、鬱病者の回復には繊細なケアが必要だ。すぐに傷つく、うぶ毛に包まれた桃をうまく持ち上げるように、むやみな力任せではなく、用心が足りずに落としてしまうほど頼りなくもなく、しっかりと柔らかに、まるで恋しい人にはじめて触れるかのような繊細さで、鬱に苦しむ人を救いあげることができればよいのだ。

思い返してみると、「なんだか冷たいなあ」と思った先輩の淡々とした食事介助もちがった光景になる。先輩は思いやりの表情などは忘れたようにしていたが、患者さんの口元に差し出すスプーンの先には細心の注意が宿っていた。相手の唇に押しつけるわけでもなく、舌を出さねばならないほど遠すぎることもない位置に、かすかな口開けでも無理なく入れられるほどのお粥がのせられてスプーンは待っていた。少しの震えもなく穏やかな姿でスプーンは待っていた。熱すぎないお粥は、安心して飲み込めるものだ。先輩は、相手に声もかけず、視線に力も込めずに、自分の存在を拡散させて薄めてしまっていた。患者さんが、先輩がいることも忘れて、ただスプーンに口づけることができるようにしていたのだ。繊細なケアは口数少なく、目立たないものだ。洗練された繊細さは、自然と身につくはずもない。仕事として看護するものが、たゆまぬ努力の末にえられる「不自然な健全さ」なのだろう。ナースとして、普通の「憐れみ」から少し距離をとること、それは多少の後ろめたさを感じてでも、身にまとうべき技なのだ。おなじく弱いものでしかない人が、他人の苦しみに手を差し伸べるというのは、このような倒錯を抜きにしては不可能なのかもしれない。

第9章 「認知症」の衝撃

去年の暮れ、「痴呆」が「認知症」に変更されるという記事を、ぼくはデイサービスの居間で読んでいた。普通の民家を改修した小さな痴呆専門のデイサービスである。「痴呆」という用語の変更が厚生労働省で検討されていることは、知らない話ではなかった。「そう、認知症ねえ……」と、新聞をたたみ、さっき来たばかりの利用者に「新聞、どうですか」と、手渡した。彼はかなり進んだアルツハイマー病で、もう新聞の文字を読むことはない。しかし、長い間、新聞社に勤めていた彼には、その新聞がお気に入りなのだ。「いやあ、ありがとう」と新聞を受け取った手には、まだ毛糸の手袋がはめられている。心臓の悪い彼は、冷たい外気に触れると指先が蒼白になり、なかなか血色が戻らない。寒い朝、家から送り出すときに奥さんが気をつけて、彼に手袋をはめている。彼の認知症が深まっていく数年間を、奥さんは細やかに、しぶとく連れ添っている。身ぎれいに整えられた服装と、あごの下に剃り残したまま伸びている髭とのアンバランスが、家族介護の難しさを伝えてくる。

彼が、このデイサービスを利用し始めて一年が過ぎていた。もう、ずいぶんと馴染んでこられたが、朝一番の緊張は相変わらずで、庭の見える縁側の椅子に、いつものように座ってから、しばらくしないとコートも手袋も脱ごうとはしない。職員が下手に声をかけると、かえって始末が悪くなる。気分が落ち着きコートを預けてくれるまで数時間を要することもある。彼は、渡された新聞を神妙な表情で広げて、すぐに小さくたたんでコートのポケットに突っ込む。彼は、分厚い手袋のままでは、新聞を繰ることも上手くできない。小さな記事は、彼に届かなかった。それより気になることは、彼が尿失禁しないですむように、いつ、どうやってトイレに誘うか、なのだ。

彼は、心臓への負担を軽くするために降圧利尿剤を、朝食後に服用している。午前中に最低二回のトイレ誘導がうまくいかなければ、尿失禁は確実になる。椅子の座り位置を少し変えたり、首を少し傾げたり、ちょっと困った様子の眼差しを、部屋のあちこちに流してみたり、彼が自分でも明確には意識できない尿意を、小さな振舞いから読み取ること。いつそれがあっても、自然な手助けができるように、彼との距離を近づけておくこと。優しい声で、あれこれ話しかけるより大切なのは、彼のズボンを濡らしてしまわないことだ。規模の大きい施設では、それほどの苦労なしにこなせていたトイレ誘導が、家庭的な小規模のデイサービスでは、とても繊細な工夫が必要になる。ここでは、職員の役割はあまり目立たない。ナースのぼくも、白衣ではなく普段着でいる。同じ部屋にいる少し若い男というのが、ぼくの位置だ。利用者がデイサービスで過ごすのは九時間ほど、そのうちの数分間を検温や血圧測定に使う。このとき以外に、ぼくがナースであることをわかってもらう必要はない。彼の後に数名の利用者が到着して、居間が活気づく。大柄な彼が女性の利用者から、「ここの偉いさんでつか、お世話さまです」と挨拶を受けたりするうちに、表情が少しずつ和みはじめる。手袋とコートは、柔らかな笑顔の女性ケアワーカーに預けられた。

目の前にいる人が、「痴呆」と呼ばれようと、「認知症」と呼ばれようとも、そんなことにはお構いなしに、なされている日々のケアがある。生身の人が浮き上がってこないことばとは無縁のところで、小さなケアは積み重ねられている。

しかし、「痴呆」ということばが、誤解や不幸を招いてきたのも事実である。「痴呆になったら、おしまいだ」「痴呆になった人はいいけれど、まわりが大変だ」「痴呆ってかわいい」「痴呆はどうしようもない」「痴呆はその人がぼんやり生きてきたことの結果だ」数え切れないほどの無理解や先入観で、多くの人が傷ついてきた。

ぼくが、はじめて痴呆と呼ばれる人と出会ったのは、一九七〇年代後半の精神病院だった。隠れるようにして家で痴呆症の面倒を見ていた家族が、万策尽きて精神病院に助けを求めるといった状況だった。寝たきりでひどい床ずれをつくり、奇声を上げるしかなくなった末期の痴呆患者は、入院しても、すぐに亡くなるのが常であった。臨終間際、夜の暗い閉鎖病棟に集まった家族が、泣きながら「おじいちゃん。ごめんね、ごめんね」と泣きじゃくっていた光景が、いまでも、ぼくの胸をかきむしる。

たるんだ皮膚の下で固く曲がった関節、やせた仙骨部にどす黒く広がる壊死した皮膚、尿・大便にまみれたオムツ、吸い飲みの水をこぼしてしまう乾いた唇、焦点の合わない濁った瞳。いつも、圧倒的に迫ってくるのは壊れた肉体そのものだった。老い果てて死ぬというのは、こんなにも凄惨な姿をさらすことなのか、息を詰めるようにして看護していた自分たちは、家族の嘆きからはじき出されている。

痴呆を自宅に押し込め、家族も本人も壊れるだけ壊れてから、医療も看護も無力になって、はじめてまみえることの虚しさは、やり場のないものだった。入院させたことを、家族が泣いてわびる。精神病院が悪いと非難されたわけではないが、つらかった。あの当時、「痴呆」と呼ばれることで、その人の生きる道は狭く閉ざされてしまった。看護も道連れにされていたのだ。

あれから、二十数年たった現在。「認知症」ということばが、社会の何をどう変えていくのか。厚生労働省は、平成一七年度を「認知症を知る一年」としてアピールしている。

大切なのは、私たちが「認知症」に対して問うのではなく、「認知症」という不自由を抱えて生きようとしている人から私たちに向けて発せられている問いにどう答えていくかだ。「認知症」は、できていたことができなくなる。さらに、できないことを人に伝えにくい不自由が重なる。理屈を超えた対話でなければ、問いも答えも互いに届かない。「認知症」のわからなさを、わかりあうことを一番の基準にしている私たちの常識にどう接続させるのか。一方的な理解や、巧妙な操作ではなく、相手との関係をその都度、微調整しながらつくりあげていく「ていねいなお付き合い」を「認知症を共に生きる暮らし」の中で豊かにしていかなければならない。

一つのヒントは、認知症の人同士が語らう中にある。認知症のケアにとって望ましいことは何か。ぼくの経験から言えることがある。こまやかにケアが工夫されている場は、援助する者の声が小さく、認知症の人同士の語らいが多いということだ。認知症の人を、ことあるごとに「何々さあーん」と大きな声で職員が呼んでいるところに、いいケアは滅多にない。認知症の人同士が、何を話しているでもなく仲良く語らっているそばに、そっと職員がいるような場ならば、それだけで、素晴らしいケアの世界が開けて見える。

「私はなあ、あの、それでよかったんよ。さっぱりと、その……」と普通に聞いているだけでは、何のことだかわからない話を、かなり進んだ認知症の女性が急に始める。隣りに座ってお茶を飲んでいた認知症の男性が、「そう、そう。そうや。あんたも立派なもんや、大丈夫、大丈夫」と相づちでこたえる。女性は、「そう、うれしいわあ」と目を輝かせ、男性は、「そりゃあ、あれもうまいことといったし、わしもがんばってるからな、大丈夫、大丈夫」とにこやかな表情で見つめ返し、お互いの顔がほころびていく。傍目には、いったい何が話し合われているのか見当もつかないこの場面。語らいというには、ことばの影が薄すぎる気がするが、何とも不思議な交流の姿である。

この男性は、認知症の物忘れで、日常生活にあれこれの支障が出てきて、家では孫との口論が絶えないと、デイサービスの利用を勧められた人であった。他人から干渉されることを嫌い、何を言われても「大丈夫、大丈夫」と自分の思うように行動するので家族は心配が絶えなかった。デイサービス利用当初は、「そちらで、おじいちゃんがご迷惑ばかりかけていないかと心配です」と気にされていた。しかし、この「大丈夫、大丈夫」という口癖が、まだデイサービスになじめずに不安な認知症の人にとっては、すばらしく頼りになることばだった。

戦争中は兵隊として苦労し、戦後は家族の暮らしを必死に守ってきた自信が、何十年の積み重ねとなって、その顔に刻まれ、自然で柔らかな笑顔には力がこもっている。畳の居間で座卓を囲んで続けられる二人の奇妙な語らいを、ぼくは聞くともなしに耳にしている。すると、ぼくが女性に出して見向きもされなかったお茶に、ようやく彼女の手が伸びている。「おいしいなあ、あんた。やさしい人やなあ」と、甘えるように礼を言う彼女の目線の先にいるのは、静かに微笑んでいる彼でした。「あれれ、それはぼくが出したお茶なんやけど……」。かくっと力が抜けてしまう展開に、「勝てないなあ、大丈夫には」と心の中でつぶやくしかない。いくらていねいに相手の話を聞いているつもりでも、理屈でわからないことには、こちらの表情がかすかに曇るのだろうか。お年寄りに比べれば、まだまだ若いぼくには、静かな余裕の感じが乏しいのだろうか。話をかみ合わせることもない認知症の人同士の不思議に温かな語らいには、簡単に近づけない。ことばではなく声の肌触りに、お互いの寂しさや悲しみをいたわりあい、喜びを交換している様子が染みとおっている。これが、ぼくがあこがれる「ていねいなお付き合い」の一つのかたちである。

最後に、今、精神病院で認知症看護に関わっているあなたにひと言伝えたい。ぼくは、過去の精神病院での思い出をつらさと共に語った。そして、ぼくは精神病院にはもういない。あなたがしたくてもできない、より人間味のあるケアを、介護老人保健施設、小規模認知症デイサービスという、医療よりは生活を重視した療養・介護の場から語っているぼくは、ある意味でずるいと思われるだろう。その通りなのだ。たしかに、認知症ケアの場として病院よりは普通の暮らしに近いメリットは大きい。しかし、「心の寄り添うケア」や、見かけだけの「ていねいなお付き合い」では、認知症の最期までを支えきれないのは、事実である。認知症は、確実にその人の肉体を壊していく致死的疾患でもある。その経過はさまざまで、いつどのように医療看護の介入が必要かは別としても、精神病院に入院することを、認知症ケアの敗北として語られがちな最近の傾向には、ぼく自身が釈然としていない。

やさしさだけでは救えない認知症の苦しみがある。裸形の肉体の悶えに、ひるむことなく立ち向かえる冷静さは、看護のプロに托されているのだ。ことばでない声を聴くというのは、肉体を聴くということでもある。痛みがあっても笑っていることさえある。冷たい汗と小さな震えに気づかなければ大事に至る。沈んだ表情が、孤独や寂しさからではなく低酸素状態による場合、息づかいの違いに耳を澄まさなければ、慌てることすらできない。もの言わずただ生きているなどということはない。肉体は生きている限り、声を発し続ける。肉体の声とそれに応える看護の手、その語りを、どれだけていねいに豊かにするかが白衣を着たナースの仕事だ。

もう一度、繰り返そう。私たちが「認知症」を問うのではなく、「認知症」という不自由を抱えて生きようとしている人から私たちに向けて発せられている問いにどう答えていくかが大切なのだ。「認知症」ということばではなく「認知症」を抱える生身の人と、どのような出会いをかたちづくるのか。「認知症」の真実は、さまざまな人と人の間で作り上げられていくほかはない。

あとがき

いま、なんとも奇妙な気分になっている。夜が深まって、前触れもなしに壁掛け時計から、秒針の音が聞こえはじめる。いまぼくは、生まれてはじめて出すことになった自分の本のあとがきを書こうとしている。この本は、「ためらいの看護」と名づけられた。さて……。

家の者たちはみんな寝入ってしまい、静かな台所だ。食べ残した天ぷらや醬油の小皿、空になったコップ、一味唐辛子、急須、老眼鏡、箸置き、紙パックの日本酒、携帯電話、小銭入れ、封を開けて間もないウイスキーの瓶。新聞折り込みのチラシやカード会社からの請求書。日常の小物がテーブルの上に散在している。ノートを広げるだけの場所をつくり、さっきから何度となく「さて……」と小さくつぶやいては、ボールペンを握りなおす。ここは慌ただしい朝食や騒々しい夕食の頃、食べること、生活することの中心になる場所だ。深夜、つぶやきともため息ともつかない思考に、秒針の音が聞こえたり聞こえなくなったりして付き添ってくれる。なにかが自分からしみ出てくるのを待っている。

『ためらいの看護』におさめられた文章たちは、そのほとんどがテーブルの上で書かれた。机に向かって書いたもの、背後に本棚を備えた書斎や研究室で書いたものではない。テーブルを囲んだ楽しい声、退屈な空白、ちいさな争い、動く口や手、食器の鳴る音、空腹が際立つ匂い、食べ過ぎた倦怠、そして誰もいなくなった椅子たち。そんな出来事が幾重にも重なって、静かにしているテーブルが好きだ。眠っているテーブルにそっと話しかけるように、ぼくはいろんなことを書いた。そんな本だと思って、読んでいただけたら嬉しい。

さて、現在のぼくは看護の臨床現場から離れている。でも専門職としての看護を超えたケアについては、ためらいながらも考え、動き続けている。数日前、関西を中心に活動しているコンタクト・ゴンゾ（contact Gonzoで検索するとユーチューブで動画が見つかる）という男たちと話し合った。彼らはダンスともパフォーマンスとも識別しかねる「殴り合い」をする。そして「痛みの哲学」と「接触の技法」を追求しているという。この二つのキーワードに、ぼくは胸を衝かれた。その後、酒場で彼らと話した際に、「ためらいのダンス」という言葉がメンバーの一人である垣尾優さんの口からこぼれたとき、ぼくはこれから考えるべき道が開いた気がした。ためらいには未来も過去もない。一瞬のダンスに凝縮されて弾む。そんなイメージが湧き上がってきた。限りない思いが詰まった病棟から離れたところでの、ケアの思索はこれからだ。

ぼくは五〇歳になった。この本でぼくは、三〇年近い看護経験を語っているが、書き始めたのは四〇歳頃だ。書くことの発端は、臨床哲学の鷲田清一先生との再会によって生まれた。「聴くこととしての哲学」は、ぼくが言葉にしていなかった看護現場の「ためらい」を、ゆっくりと受け止めてくれた。そして、無数の患者さんの言葉を、ただ聴くことしかできなかったぼくを、「それが臨床哲学だよ」と励ましてくださった。中岡成文先生をはじめ、大阪大学の臨床哲学研究室のみなさんには、考えることと表現することとの厳しさと楽しさを教えられた。

また、ここにまとめられた一連の文章を急ぐことなく書き続けられたのは、医学書院の編集者である白石正明さんと石川誠子さんのおかげだと感謝している。この本が出版されるにあたっては、岩波書店の中川和夫さんに大変お世話になった。辛抱強い中川さんは、煮え切らないぼくを弱火でじっくりと煮込み、「ためらいの看護」に仕上げてくださったのです。ほんとうに、ありがとうございました。

二〇〇七年秋

西川　勝

補遺　ケアの弾性

本稿は、著者が二〇〇三年、大阪大学大学院文学研究科臨床哲学専攻に提出した修士論文を再録したものです。本稿より前の内容と一部重複が見られることをあらかじめお断りします。（編集部）

序説

闇の中で目覚めた、もう眠るわけにはいかない。そんな切迫した思いで、この論文をはじめる。どこかへ向けて動き始めるのだが、その出発点が自分にはわからない。

自分が生きていること、さまざまな人との間で、喜びや悲しみ、怒りや嫉妬、親しみと憎しみを味わい生きていること。たとえ明暗はあっても、この世界に自分は生きている、生きていてもいいのだ、と思うのは、平凡すぎるほど確かなことであった。

しかし、自分が生きていることも含めてすべての存在に、その根拠へ問いを差し向けると、まどろむ夢は破られた。すべての存在は、あることもないこともできる偶然性によっているのだ、という考えに覚醒させられたのである。*1

考えれば考えるほど、ぼくは生まれなくてもよかったし、今も生きていなくてもいいのだ。ぼくが、どうしてもこの世にいなければならなかった理由など見つかりはしない。ただ事実として、ぼくが生きているというだけのことなのだ。ぼくが愛しているものすべても、憎むものすべても、あることもできたし、ないこともできたのだ。こうして、偶然性はこの世界を底なしの闇にしてしまつた。ぼくが安心して根付くことのできる大地は失われた。何が闇なのか、自分の位置を知ることができないのが闇である。必死に動き回っても何一つ現れのないところでは、自分がどこへ向かっているのか、遠ざかっているのかさえわからない。目を見開いたとき、闇に襲われてどうするべきか。

今まで、ぼくは何かのために生きていると思い込んでいた。いつだって、何かをしようとしていたし、何かになろうとしていた。何かをやめることも、何かから逃げることも同じだ。あやふやな生に形を求めるために、いつも何かが必要だった。看護を自分の職業としてからは、人をケアする[*2]ことの意味を考え続けてきた。病や傷に苦しむ人に対して、自分ができることが、ほんの僅かばかりであることを幾たびも知らされながら、できないことの意味も求め続けていた。うまく説明はできなくても、何かを諦めることで開かれる関係があると感じさせられることがしばしばあった。意図を超えた思いがけないことが生じてくるのが、ぼくにとってケアの不思議であり魅力であった。だから、ケアする側にもケアされる側にも還元できないケアの関係そのものを疑うことはなかった。

しかし、意図を超えたケアを考えると、どうしても偶然性の問題が浮かび上がってくる。偶然と思われることにも、その背後にいまだ知られることのない理由があるとも考えられるが、どうしても知ることのできないことがある、と知ることは一種の矛盾である。こうして、ケアすることの根拠どころか、すべてが闇の中にあるのではないかと疑りはじめた。眠りの中よりも目覚めてから見た闇のほうが深いのだ。夢の中では、さざめくようにぼくを包んでいた声も聞こえない。あれは、ぼくの自分自身への呟きだったのか。醒めたぼくに必要なのは、何ひとつ確かな座標軸のないところで漂いながら耳を澄まし、この暗黒のカオスに裂け目をいれる光を探すことだ。

光、それ自身は目に見えない。さまざまな恒星からの光で満ちているはずの宇宙空間は暗黒なのだ。輝く太陽とそれに照らされる地球の間は闇に満ちている。光は何かに遭遇してはじめて目に見える輝きを放つ。光を受け止め跳ね返すものがない限り、光と闇を区別する術はない。しかし、見えぬ光があるということは、闇の中に目覚めたとしても絶望するには早すぎることを教えてくれる。

臨床哲学の論文としてケアの問題を考える際に、特に努力しようとすることは次の二点である。まず、自分の具体的な体験から出発するということ。そして、できうる限り論理的に問題を考え抜こうとする姿勢である。つまりは、自分にしか書けないことを誰にでもわかるように書くという作業を成し遂げたいのである。

ケアにおける偶然性の問題を考えるにあたっては、主として九鬼周造の著作を思索の相手として選んだ。その理由は、九鬼が『偶然性の問題』[*3]において、偶然性に関する概念規定を極めて精緻な論理で追い詰めようとしたという点と、彼が偶然性の考察を締めくくる最後に残した「遇うて空しく過ぐる勿れ」[*4]ということばに、ひどく感ずるものがあってのことである。九鬼の言は、偶然性の実存的解釈になる。たまたま遇うということを無意味にしてしまわない。むしろ、偶然性の概念を実践場面では一転翻して、人と生きることの課題へと意味付け、実存のあり方に一致させている。九鬼の哲学に活路が見出せるのではないかという期待は大きい。しかし、ぼくは九鬼周造の哲学を論じるつもりはない。「師を見るのではなく、師と同じものを見る」構えでいく。ケアをわかりやすい因果の法則や目的論で語るのではなく、一歩踏み外せば虚無に落ち込む偶然性の出来事として捉え、しかも自由なケアが活きる契機を見出すことが、この論文の狙いである。

哲学を愛智の運動として捉え、既成の学問とは一線を画する考えがある。自分の思索を抜きにして誰かの哲学内容を解釈するだけの研究を哲学学として、本来の哲学と区別するものである。しかし、哲学がことばという共同体の産物で織り上げられる限り、全くの個人のオリジナルというのは無理な話である。加えて、哲学は積み重ねることが不可能な知に満ちている。古代ギリシア以来、同じテーマが繰り返し、繰り返し考えられ論じられているが、どれひとつとして解決済みの問題はない。哲学においては問いの立て方そのものにまで反省を加えるのだから、同じ主題を扱ったとしても、問題探求の道のり自体が異なる。この論文で考える偶然性の問題にしても同じことが言える。九鬼が『偶然性の問題』などで明らかにしたことが、すぐに我々の出発点になるわけではない。九鬼の論を熟読した上で、やはり一から始めなければならない。しかし、ことばの意味を丁寧に確認しながら論を進めることで、自分独自の思考の跡が浮かび上がってくるのではないか、と期待しているのだ。

もう一度確認する。ぼくがこれから書くのは哲学の論文である。ぼくの職業が看護師であり、論ずる内容がケアであっても、この論文は、たんなる看護論でもケア論でもなく、ぼくの哲学である。この論文では、ケアは世界を眺めるための窓になる。

哲学は考える自分を棚上げにせず、また自分に関わるすべてのことがら、例えば世界を抜きにしては考えられない営みである。この世界を、このぼくが考え、自分以外の者と語り合おうとするのが哲学なのだ。人に開かれたことばに乗らない思索を哲学とは呼ばない。

ぼくは哲学する者として、自分が実際に関与している看護や介護という一定の領域に閉じこもり議論するつもりはない。まして、現場にいる者特有の優越感、正しくは自閉性で他の批判を封じ込める意図もない。「臨床哲学」が、しばしば誤解されるような「対象としての医療臨床領域への、応用としての哲学」ではなく、「方法として、臨床する（問題の生じている現場に関わる）哲学」としてケアの問題に取り組む。自らの領域を少しもはみ出ることなく、看護やケアの理論的アクセサリーとしての哲学を重宝がる連中は、最も蔑むべき輩だと考えている。哲学は付け足して何か用をなすものではない。格好のいいネックレスだと思って油断すると、着けた者の息の根をとめる呪いの首輪になるのが哲学だ。要するに、哲学は哲学でさえあれば、それでよい。オルテガ・イ・ガセットが『大衆の反逆』で気高く宣した言葉を思い出す。

哲学は自己自身が本質的に未確定なものであることを知っており、善良な神の小鳥としての自由な運命を喜んで受け入れ、誰に対しても自分のことを気にかけてくれるよう頼んだりもしなければ、自分を売り込んだり、弁護したりもしないのである。哲学がもし誰かの役に立ったとすれば、哲学はそれを素直な人間愛から喜びはする。しかし哲学は他人の役に立つために存在しているのではなく、またそれを目指しても期待してもいない。哲学は自分自身の存在を疑うところから始まり、その生命は自己自身と戦い、自己の生命をすり減らす度合いにかかっているのであれば、どうして哲学が自分のことを真剣に取りあげてくれるよう要求することがあろうか。[*5]

オルテガのいう、哲学が戦う哲学自身とは、人の生から離れてしまった死んだ哲学学だ。積み上げられた知識の集積としての哲学学は、建設中の塔のように動かない。見た目の荘厳さは素晴らしい。しかし、知と無知の中間にあって絶えず知を求め続けなければいられない愛智者は、生きた哲学に跨がり世界を果てなく旅するのだ。

本論でしばしば言及する九鬼周造は、『「いき」の構造』のなかで次のように述べている。

　意味体験を概念的自覚に導くところに知的存在者の全意義が懸かっている。実際的価値の有無多少は何らの問題でもない。そうして、意味体験と概念的認識との間に不可通約的な不尽性の存することを明らかに意識しつつ、しかもなお論理的言表の現勢化を「課題」として「無窮」に追跡するところに、まさに学の意義は存するのである。[*6]

こんなふうに言われると、学問も魅惑的だ。「死ぬことがわかっていて、それでも死なないでいる理由とは何か」[*7]を問うのが哲学であるならば、生きている間には決して解けない課題に身を焦がす姿が、九鬼の文章に重なりあう。同じくケアすることの意味を、ケアから身を引き離すことなく考え問い続ける限り、安住できる場処は遙か彼方に遠のく。しかし、憧憬に導かれた一歩ならば、足下が荒れ地であっても絶望に足をすくわれることはないはずだ。

本論に入る前に、この論文の大略を述べておく。

第1章は、ケアにおける偶然性の問題を、ケアの無根拠を明らかにすることからはじめる。そして無根拠からの出発は、驚きという現在への緊張した関係性の自覚にあることを示す。また、根拠なきがままに人と出遭い、驚きに端を発しためぐり合いがどのように展開するのか、臨床という場で繰り広げられる邂逅の諸相を具体的体験から記述しようと試みる。

第2章は、偶然性に支配されるケアが活きたものになる契機はどこにあるのかを、自らの臨床経験を振りかえることで探し求める。もちろん、うまくいかずに駄目だったことも同様である。まず、ケアの欲望としての必然性に、どのような限界性が潜んでいるのかを反省する。また、因果関係に縛られたケアの欲望から跳び出るための賭けが、どのように試されるのかを、勝ち負けともに記述する。さらには、目的なき目的に遊ぶケアの可能性について考察を進める。

第3章は、人が人とともに生きるケアのあり方を、非連続な連続として支えているのがケアの弾性であることを論じる。幾たびも立ち行かなくなるケアが、その活動をやめないための回復力としての弾性がどのようなものであるのか、トラウマからの回復力の議論も参照しながら、生き続けるための力を考える。そして、いつ果てるともなく繰り返されるケアの弾性の動きが、決して惰性に終わることのない試みの連続であり、新たな関係への自由としてケアの世界に輝きをもたらすことを確認する。

以上、偶然性そのものが学的認識の限界に位置するものであり、立論は困難を極めると予想されるが、九鬼周造の『偶然性の問題』を思索の相手として頼むことで自らを試してみる。

これで、序説を終わる。

＊1　「ぼく」ということばで論文を書くことに、多少の違和感はある。これが単なる私的な思いや感想でない

ならば、「わたしたち」といった普遍性を持ったことばで語るべきではないか、というのがその理由である。しかし、普段の生活から、遠く離れた印象が強すぎて、ぼくにはやっぱり使えない。未熟な男性が自らを示す「ぼく」が、この論文のテーマにもふさわしいことばだと考えている。

＊2　ケアという外来語で、この論文をはじめることに悔しい思いを避けられない。偶然性という問題を考えるのに、九鬼周造の著作をあれこれ読むうちに気になった文章がある。「外来語所感」という随筆である。ここで、九鬼は安易な外来語の使用を戒めているのだ。西洋哲学を充分に咀嚼、吸収したうえで、江戸文化の「いき」の構造を哲学した人らしい憤慨である。これに刺激されて、ケアを日本語で適切に言い表すことばはないものかと、あれこれ考えたが、どれも今ひとつぴったりとしない。英語のcareが「心配」と「世話」という意味を併せ持つことから、よく似た語感として日本語の「面倒」をあげることもできるが、careの「配慮」の意味が抜け落ちてしまう。「看護」や「介護」では、相手が限られてしまう。

　ケアは多義的で曖昧なものではあるが、人が生きる上で決して取り去ることのできない領域のことがらを指し示している。安易なカタカナ英語で始末をつけてはならない。しかし、ここで一挙に解決はつかない。まずは、中途半端なところから考察をはじめることにする。

＊3　『九鬼周造全集』岩波書店、一九八〇—八一年（以下、九鬼と略記）、二巻。九鬼からの引用は、旧漢字と旧仮名づかいを、新漢字（一部を除く）、新仮名づかいに統一し、送り仮名も現代のそれに改めた。

＊4　九鬼、二巻、二六〇頁

＊5　オルテガ・イ・ガセット『大衆の反逆』神吉敬三訳、ちくま学芸文庫、一九九五年、一一九頁

＊6　九鬼、一巻、七五頁

＊7　鷲田清一『死なないでいる理由』小学館、二〇〇二年、四六頁

第1章　ケアの偶然性

第1節　無根拠

九鬼周造は『偶然性の問題』の冒頭で、偶然性が根拠を持たないことから説き起こしている。

偶然性とは必然性の否定である。必然性とは必ず然か有ることを意味している。すなわち、存在が何等かの意味で自己のうちに根拠を有っていることである。偶然とは偶々然か有るの意で、存在が自己のうちに十分の根拠を有っていないことである。すなわち、否定を含んだ存在、無いことの出来る存在である。換言すれば、偶然性とは存在にあって非存在との不離の内的関係が目撃されているときに成立するものである。有と無の接触面に介在する極限的存在である。有が無に根ざしている状態、無が有を侵している形象である。[*8]

偶然性と必然性とは、お互いに否定しあう関係にあるが、別物であるわけではない。光とその影のように緊密に接しながら決して融合できない二つの様相なのである。現実に存在するものがその姿をあらわす限りは、光を受けてその影を纏うように、この否定しあう二つの存在様相に翻弄されざるを得ない。イデアのごとき普遍概念が現実の個物として存在するとき、堅固な必然的存在に偶然性の亀裂が走る。

ぼくという人間は、人間としてあるという意味ならば、ぼく以外のあり方も可能であった。しかし、無限の可能は実現されずに、たった一つの可能が実現されたのだ。それが、このぼくという存在である。そして、ぼくがこのような人生を送ってきたということは、さまざまな選択肢を選び続けてきた結果なのであるが、それにしても、それぞれの岐路で別の選択も可能であったわけで、崩しようのない確固とした根拠があったわけではない。ほんの些細なことで、自らの運命が大きく変わることを思い知ることは人生の常である。人の生きる姿は爪先立ちでふらつき歩むように頼りないものである。さらに、徹底した反省を加えるならば、そもそも、ぼくの存在そのものが、あることも無いこともできるのだ。本当のところ、人は生まれてきた記憶を持ってはいない。「生まれる」を英語では受動態で表現する。人は「生まれさせられた」のである。そして、人は自分の死についても記憶することはできない。自分の顔を直接に見ることができないのと同様に、自分のいのちの記憶も、誕生と死という外枠を明確にすることは決してできない。普段はあまり気にとめることのない事実だが、少し考えてみると、自分の存在のまとまりのなさ、とらえがたさに足元をすくわれる。いつかは死すべき存在というはかなさの以前に、自分の存在の根拠さえ確かなものとしてはないことに圧倒される。いや、一気にここまで考えを飛ばしてしまうことは止そう。ぼくが、日常にふと感じる偶然性の隙間を振りかえることにする。

ぼくにとっては、ずいぶん昔のことからはじめる。夜学に通いながら喫茶店でボーイのアルバイトをしていた頃の話である。家を出る前、遅刻するのを気にしながら慌てて顔を洗っていたとき、後ろから母親が「お前、病院に面接においで。いつまでもバイトじゃ、困ったもんだよ」と、愚痴とも命令ともつかないことばを投げかけてきた。うるさいと思いながら、口喧嘩するほどの余裕もなかったので「あぁ、分かった。分かった」と生返事をしたのが、運の尽きであったのだ。知らない間に、母が勤務する精神病院の看護人として就職するための面接日が決められてしまった。後は、あれよ、あれよという間に無資格の看護人として精神科閉鎖病棟で働くようになっていた。あれから二十数年がたった今、自己紹介で、ためらいもなく「看護師の西川です」という自分がいる。しかし、思えば、自分が看護師であることの原因は、あの小さな出来事であった。思いつめた決意もなく、瓢箪から駒のようにして、ぼくの人生は進路を変えた。

誰もがぼくのような頼りない理由で職業を選ぶわけではないだろうが、職業だけがその人間のアイデンティティを占めているわけではないことは確かであるし、職業が、社会における分業役割を意味している側面から考えると、誰がその役割を果たすかということよりも、一定の能力さえあれば、ほかの人物と交替可能なことのほうが職場では重視される。精神病院を退職して、しばらく次の仕事を探していたときに強く感じたのはこのことだった。確かにぼくは看護師の資格を持っているし、看護の仕事を実際にやってきた。しかし、病院との縁が切れ、患者と会うこともなくなってしまうと、ぼくは看護師でも何でもない。患者がいないところに看護師もいないというごく当たり前のことに気づいたのだ。しかし、ぼくが看護師ではない、というのも言い切れない。職安の担当者は、トラックの運転手を希望するぼくに、あなたは看護師なんですから、と病院への就職を強く勧めた。看護師であることの根拠は、ぼくの中だけにはないが、それを認める人がいれば、確かにぼくの中にある。自分が何者であるかは、自分だけでは決められない。結局、職安の勧める病院に再就職したぼくは、血液透析の現場で新たな人たちと出会うことになった。

慢性腎不全の末期、血液透析などの治療を受けなければ延命できない人たちの前に白衣を着て立ったぼくは、看護師として血液透析の知識と技術を身につけることに夢中になった。できる看護師という基準が、精神科看護よりも明確な気がして、自分の努力が成果として看護師の自信に結びついていく嬉しさがあった。ぼくは知らず知らずのうちに、また看護師としての根拠を自分の中に求めはじめていた。もう一度痛い目に遭うまで。

その患者は三〇を少し出たばかりの独り者だった。中学校を出て以来、建設現場で枠組み工という仕事をしていた。ある日、足場から転落したことが、彼の人生を大きく変えてしまう。腎臓破裂の重傷から命を取り戻した彼は、透析療法なしには生きていけない体の持ち主になっていた。仕事を失い、生活保護を受けながら週三回の夜間透析に通う。透析を受け始めてほぼ一年が過ぎ、透析になれはじめてきた頃、酒のにおいを漂わせてやってくることが多くなった。普段は口数の少ない伏し目がちの彼が、酔ってきたときだけは、陽気そうに振る舞う。小さな釘ほどもある針を彼の血管に刺しにきたぼくに、「うまいこと、頼んまっせえ」と元気がいい。パチンコや競馬で金をすったこと、おもしろかったテレビのこと、呂律のまわりにくそうな早口でしゃべり続ける。ぼくは、酒を飲んできたことを指摘したり咎めたりはしなかった。透析仲間の患者さんから耳にする彼の寂しい日常を思うと、つかの間のはしゃぎぶりに水を差す気になれなかったからだ。一回四時間の透析治療の後半には、彼の酒も抜けてしまう。酔って鼾をかいていた彼が、いつの間にか、ただ静かに目を閉じ横たわっているようになる。透析中の血圧測定にいくと、少し目を開けてばつの悪そうな表情をチラッと見せる。透析が終わり、ベッドから更衣室に戻る彼は、肩を落とし足を引きずるような疲労に覆われていた。この数時間の落差が、彼を見る者の気持ちを掻きむしる。昼間から酒を飲むようになった彼を心配して、あれこれと諭す患者仲間もいた。酒が切れた彼は、ただうなだれて聞いているだけで反論もしない。ある人たちは、汚い者を見るようにして彼には近づかないでいた。実際、一人暮らしの彼は洗濯も充分でなく、汚れて臭う靴下をはいていた。自分が生きていることを忘れるために生きている、そんな気配を漂わせている彼に近づくことは、いつも自分の死を意識しなければならない透析患者にとってはしんどい話なのだ。同じ痛みをもつ者が、常に味方であるとは限らない。では、看護者はどうなのか。

透析の現場では、患者の自分自身の悲運に対するやりきれなさが、看護者に対して攻撃的に向けられることがある。二〇年以上透析を受けている患者は、たまに酔って透析に来て「酒も飲まずにやってられるか、お前らに透析患者の気持ちなんか分かってたまるか、お前も透析してみろ」とスタッフをなじることがあった。経験の浅い看護者は、この場面でことばを失い、傷ついてしまう。「分からないよ、そんなもの。だけど、ぼくが透析したら、あんたの透析は、だれにしてもらうんだ」と言い返すこともできる。もっとベテランの看護者は、まるで相手にせず、「ごちゃごちゃ言わずに、早く腕を出しなさい」と、透析の針を刺してしまう。この場合に比べて、酔ってやってくるのは同じでも、少しはしゃぐだけで、文句など言わない彼は、特別問題にもされずにやり過ごされることが多かった。さきのベテランナースだけは、「ちょっと、ご機嫌さんねえ。お仕置きに痛く刺そうか、アッハッハ」と、彼をいたぶっていた。その光景が、なぜか優しいものに見えて、ぼくには不思議だった。

あるとき、彼は病院の送迎バスに乗り込むときに、酔ってステップを踏み外し、顔に傷をつけてきた。透析は血を固まらせない薬を使うので、血の出る傷があるとやっかいになる。おまけに、その日はかなりの酔い方で、透析中の血圧が下がってしまい途中で止めてしまわなければならなかった。医師とも相談して、緊急的に入院することになった。入院中は酒を飲むこともできないが、通院にもどれば、酒のトラブルは再燃するだろう。どうにかして予防線を張りたいというのが透析スタッフの望みになった。退院前に、医師から飲酒の弊害についてかなり厳しい指導がなされた。医師が話をするときの彼は、ただうなだれて小声で「はい」を繰り返すだけだった。通院するようになってからの禁酒指導は、看護スタッフのぼくがすることになった。アルコール依存は、「分かっちゃいるけど、止められない」のがつらい病気で、指導や説得が効をなすとは思えなかった。ぼく自身がすぐに酒へと逃げ込む質なので、聞きたくないことばは分かっていた。とにかく、少し時間を見つけて彼と話をすることにした。最初はビクビクした様子で、卑屈な態度を見せていた彼も、ぼくが彼の飲酒を責めないことを感じて次第にしゃべりはじめた。

仕事をやめた今でも、新しいアパートを借りる余裕がないので、以前雇ってくれていた親方が用意してくれた職人たちのアパートに住んでいること。透析をしないと生きていけない自分だが、見た目は普通の人と変わらないので、元の仕事仲間からは怠け者扱いされている。だから、アパートにいるのもつらい。体に無理のない仕事を探してみたが、学歴もないし、週三回も透析のために病院へ行かなくてはならないので、駄目だった。もしも働くと生活保護も打ち切られて、経済的には、今の暮らしと大して変わらない。何のために生きてるのか、分からなくて嫌になってしまった。前は、仕事仲間と一緒に酒を飲んだり飯を食べたりしてたけど、顔を合わせるのがたまらなくて、近くのお好み焼き屋に通うようになった。この頃は、そこのおばちゃんと仲良くなって、ずっと入り浸りなんだ。それで、酒でも飲まないと悪いかなと思って、ついつい飲んでしまうんだ、と。

彼の話を聴いているうちに、ぼくの方が逃げ場のない気分におそわれた。何度か、夜の更衣室で、彼の話の相手になっているうちに、そのお好み焼き屋のおばちゃんも独り者で、年はずいぶん離れているが、愛人関係に近くなっているらしい。透析室の酒気を帯びてくるようになった頃は、金を払わなくてもいい間柄のようだった。すべてに見放されたと感じ、生きる希望も見つけられない彼にとって、寄り添っていけるのはそのおばちゃんだけで、おばちゃんも酒を飲ませることでしか彼をつなぎ止められないようだ。夜間透析の仲間が、一緒にその店に行ったこともあるらしいが、あまりに年の違う二人を見ているとやりきれなくなると、つきあう人もいなくなっていた。

ぼくは、とうてい自分の手に負える問題ではないと感じていた。彼の体は、習慣化した飲酒でボロボロになり始めていた。透析も途中で止めることがしばしばになってきた。ある日、「西川さん、一度一緒に飲みに行かないか」と誘われたのを断った。そして、それをきっかけにして、酒を止めるように彼を説得しようとした。通院で治療してくれるアルコール依存の専門病院や、ソーシャルワーカーへの相談も持ちかけた。この機会を逃せば、ぼくが看護者として彼に接することはできなくなるという気がして、必死になって話し続けた。しかし、彼の表情は力なく淋しそうになるだけだった。その次から、彼はぼくと目を合わせないようになってしまった。ぼくは、相変わらず、説得を続けた。言い返すこともない彼には、もう届くことばはないと思いながら、自分の気持ちもさめていき、彼を裏切ったような後ろめたい気分もあった。結局、ぼくは何もできなかった。ぼくが透析の職場を離れてしばらくして、彼が死んだことを人づてに知った。酒で早めた死であった。

彼とぼくの出会いは、患者と看護者。それ以上のものではあり得なかった。看護者として相手の中に見つけた問題と、彼が抱いていた辛さは交わり合わず、互いにすれ違うしかなかった。人の苦しみが、患者と看護者という枠組みの中にすべて収まるはずもなく、しかし、患者と看護者という関係でしか出会うことのなかったはずのぼくたちに、別のありようがあったのだろうか。お好み焼き屋のおばちゃんよりも、ぼくの関わりの方が正しかったとしても、ケアの根拠などぼくにはありはしない。

＊8　九鬼、二巻、九頁

第2節　驚き

前節で、ケアの無根拠性をみてきたが、根拠のないことがただちにケアが不可能であることを意味しない。偶然性は不可能性よりも可能性に近い。偶然性はあることも無いことも可能であるが、それ以外のあり方が不可能なことが必然性であるからだ。そして、偶然性によって引き起こされる感情は驚きである。驚きが哲学を生む、とよく言われる。この驚きこそ、自らの無根拠を自覚したケアの出発点となる。九鬼は、偶然性と驚きの関係を次のように分析している。

偶然性に当価する感情は如何なる感情か。「奇遇」「奇縁」などの語の存在が示す如く、偶然性の感情当価は驚異の情緒である。必然性が平穏という鎮静的感情を有つのは、問題が分析的明晰をもって「既に」解決されているからである。それに反して偶然性が驚異という興奮的感情をそそるのは問題が未解決のままに「眼前に」投げ出されるからである。驚異の情緒は偶然性の時間的性格たる現在性に基づいている。要するに、必然はその過去的決定的確証性のために、弛緩および沈静の静的な弱い感情より有たないが、可能および偶然は問題性のために、緊張および興奮の動的な強い感情を齎らすのである。そうして可能の有つ不安の緊張的感情と、偶然の有つ驚異の興奮的感情との主要なる相違は、前者が未来に関し、後者が現在に関していることである。可能性は無が有を未来に期待している様相である。偶然性は有が現在を抱きつつ無を目睹する様相である。[*9]

ケアの初心者は、皆おっかなびっくりの及び腰である。初めての親業もそうであるし、教師も看護者も、初めてケアする場面に対するときは冷静ではいられない。経験の無さが、相手の反応を予測できないということの理由にもなっているが、何をするべきかの手順もわからないままに、相手との関係に巻き込まれてしまうからだ。ベテランは初めて接する相手のうちにも、これまでの経験を投げ入れて既知の関係をなぞる。多くの経験をつめばつむほど、予想が当たる蓋然性が高まる。蓋然性の高さを必然性とまで確信すれば、激しい感情に揺さぶられることもなくなる。職業人として安定したケアを求められる分野では、驚きはたしなめられることになる。ぼくは、専門的な看護の教育も受けないまま看護人としての仕事をはじめた。そこで受けた驚きの感情は、今でもぼくを突き動かす力の源になっている。

まず、最初の驚きの場面を描いてみる。精神病院に勤め始めて間もないぼくは、患者さんたちの入浴を介助することになった。といっても、実際に手のかかる人は少なく風呂場の入り口から、浴室の中を見張る役割であった。洗い場の取り合いや、石けんを盗られたなどといった理由で入浴中に喧嘩になることが少なくなかったからである。何かあったら、連絡するように先輩から言われた。初めてのことで、緊張しながら湯気に煙る暗い浴室を見つめた。真ん中にある湯船にボイラー室から送られる蒸気が管を通って吹き込まれ、湯が沸く仕掛けになっていた。激しい蒸気の音と、湯が飛び散る音以外、人の話し声はない。皆黙々と体を洗っている。洗い場には、冷たい水だけが出る蛇口がある。そこで洗面器に水を入れ、指先でその水を摘むようにして体のあちこちにつける者。一種の儀式のような静けさと規則正しさで奇妙な仕草は繰り返される。その隣では、自分の体ではなく洗面器を何度も石けんをつけて洗い、固く絞ったタオルで磨く者がいる。近くにいる人にはお構いなしに湯船から豪快に湯をくみ出し、自分の頭にぶつけるようにして飛沫をまき散らす者。もうもうとした湯気の中に浮かんでくる姿はどれも、ぼくの目を引きつけて放さなかった。男子閉鎖病棟で、多くの患者はもう何年も入院生活を送っている。彼らの裸体は、手足が細く、腹が出っ張っているのが標準型のようであった。閉鎖病棟での生活が彼らの体に染みこんでいた。一方、資格もないのに糊のきいた白衣を着て、数週間前には想像もしなかった精神病院の風呂場で、こうして立っているぼくは、全身がこそばゆい感じにおおわれていた。そのとき、風呂から上がったばかりのがっしりした体格の坊主頭が、急に近くへやってきて「お前、何者や！　どこの馬の骨や！」と、凄みのある声でぼくをどやした。突然のことに、びっくりしてしまい口ごもっていると、彼はもうひと睨みしてからくるりと背を向け、ぼくから離れていった。彼の肩から頭に立ちのぼる湯気のゆらめきが、なおもぼくを圧倒した。この問いかけは、長い間ぼくを容赦なく責め続けた。白衣の下にあるお前は何者だ。何処から来て、何処へ行こうとして、この俺を見たのか。この問いに、どんな返答をしたところで、あり合わせの作り話になってしまう。自分がいかにも頼りないものに思えた。あのとき、はっきりと思い知らされたのは、看護する者としての根拠が、自分の中には見つからないということであった。白衣を着ようが、鍵を持っていようが、知識と技術を身につけ資格を取ろうが、同じことである。看護することが、自分の根拠になっているわけではない。たまたま、看護しているだけと言われれば、その通りなのだ。

ぼくは、こんなふうにこの仕事をはじめることが出来たのを今では幸運に感じている。精神科の患者として彼の振る舞いを理解するには、あまりに知識と経験が乏しかったことで、彼の問いかけを真摯に受け止めることが出来たのだから。いつも、ケアする資格が自分にあるかを問うことが、ケアと同時に起きてくる課題になった。これが、ぼくがケアの現場で最初に受け取った贈り物である。

次に、精神科の看護者としてある程度の経験も積み、後輩ができたころの驚きについて、ある男の底抜けの笑顔とともに思い出す。

彼への診断名は精神分裂病（現在は統合失調症と改名されている）。当時、四〇歳を過ぎたあたりで、数え切れない入院歴があった。何度も社会に出ては、へし折れるようにして病院に戻ってきた患者である。普段は物静かで考えにふけっている様子で、看護に困るといったことはなかった。彼は若いころから仏教を独学しており、畳部屋の片隅で正座している姿はちょっと奇妙な品格があった。髪は薄く、濃い眉毛がギザギザに撥ねていたので達磨大師のようだと噂されていた。調子のいいときは大きな目と口で豪快に笑い、まわりの雰囲気をぱっと明るくする。しかし、考えが煮詰まると、瞳はやわらぎを失い、鋭さが光りだす人であった。「先生、菩薩の道は険しいものです。最近人に腹が立って仕方がない。殴りたくなる自分を抑えられそうにないのです。それに冬なら保護衣もあったかいが、この暑さではたまりません……。ここはひとつ、お慈悲で別荘（保護室）に入れてやってくださいな」。それまでも何度か自分から保護室を希望し、数日で気分が落ち着く患者だったので、医師からの保護室収容許可はすぐに出た。

保護室は四畳半ぐらいの広さで天井は高く、壁はコンクリートにペンキが塗ってあり凹凸がない。窓は板状鉄格子の外の、かなり高い位置にある。床は板張りで、部屋の隅の一メートル四方だけがコンクリートになっており、排尿便のために直径一〇センチの穴があいている。扉は鉄製で内側からは鍵穴も見えない構造で、その上には分厚いアクリルの覗き穴。下のほうに食器がやっと入るくらいの小窓があるだけ。自殺防止のために包布もシーツもはずされた蒲団が一組とチリ紙、プラスチックのコップひとつだけが持ち込みを許されていた。

保護室に入室中の患者は二時間おきに巡視するように決められていて、鍵を開けるときには複数の看護者が行くようになっていた。彼が保護室に入って、一週間ほどたったころ、表情がずいぶん穏やかになってきたという申し送りを受け、昼食は外で食べてもらおうと、ぼくは後輩と二人で保護室を訪れた。保護室の鍵を開けると、窓の換気は悪く、便所の水も巡視のときにしか流さないので、澱んだ空気に排泄物と汗の臭いが積み重なっていた。「外の空気を吸おう」と誘うと、彼はほほえみながら正座を崩して立ち上がり、ぼくたちについて来た。病棟の鍵を開けて、裏庭の洗濯干し場へ出る階段にダンボール箱を置いて、昼食のご飯とおかず、冷たい麦茶を勧めた。いつもは、保護室の床に食器を直において食べていたので、せめてダンボール箱で食卓の代わりにしてもらおうと考えついたのだ。彼は何度か青い空を眺めながらきれいに食べ終わり、三人でタバコを吸いながらたわいのない話をした。ぼくは内心「もうそろそろ、病棟に戻ってきてもよさそうだな」と考えていた。別れ際、「あとで、冷たいコーヒー牛乳を持ってくるよ」と言ったとき、彼は久しぶりに顔いっぱいの笑顔を返してくれた。彼の大きな目が、周りのまぶしい日差しに負けないくらい輝いて、ぼくと後輩は思わずにっこりした。そして、その笑顔が最後になってしまった。

一時間後、青ざめた顔で巡視から戻った後輩の知らせで、病棟中がひっくり返る騒ぎになった。古びた木造閉鎖病棟の鉄扉に遮られた保護室の中で彼は死んでいたのだ。彼はいつも蒲団を丁寧にたたんでいたが、蒲団の裏側がきれいに裂かれてあり、その布をよって紐にして首を吊ったのだ。足元には、ぼくが昼食時、食卓代わりにすすめたダンボール箱があった。どうして保護室の中にあったのか今もよくわからない。

その晩、ぼくと後輩は飲みつぶれた。はじめて自殺死体をみた後輩の衝撃は大きく、何とか慰めなければと酒に誘ったのだ。大した話しもせずじまいにカウンターの下にへたばってしまった後輩、その背中を見ながら、彼の最後の笑顔が重なっていった。

つらい思い出だが、あの時はつらいというよりも驚きのほうが強かった。それまでにも、何度か自殺や事故死を目撃していたぼくは、精神科看護の事故防止マニュアルと、自殺の危険性のある精神疾患の知識を身につけていた。患者に対する観察や、安全な環境対策という点で不足はなかったか、という反省よりも、あの笑顔の意味がわからなくて、彼の死にただ驚いていた。精神分裂病に特有な原因不明の自殺と解釈する気にはなれなかった。理解不可能な事柄にも対面せざる得ないケアの現場の恐ろしさが身にしみた。それでも、明日はまた別の患者の前に立たなければならない。それができる自分にも驚いていた。

臨床での驚きは、いつも派手な出来事で訪れるとは限らない。ふとした拍子に、足元をすくわれるようにして、驚きに立ち尽くすことも多いのだ。

ぼくが勤めている介護老人保健施設でのできごとだ。痴呆症がかなり進んでいる一人の男性が、頼りない足下で廊下を歩いている。前屈みに二つ折れになった体をゆらゆらさせながら、ゆっくりと進む。まるで、下になにか落とし物でもしたかのような風情だが、今にも転びそうで危なっかしい。彼には、もうことばはあまり役には立たない。ぼくは少し離れたところで見守ろうとした。あと少しで談話コーナーの椅子がある。穏やかに手を引けば座ってくれるだろう。そんなことを考えていると、彼は廊下を曲がったところで、ふと立ち止まった。そこには、幼子を抱くマリア像があった。彼はまがった腰から見上げるように像を少し見つめると、静かに手を合わせこうべを垂れた。彼の祈る姿は、ぼくには衝撃だった。母子像を慈しむ彼のまなざしに胸を打たれたのだ。そして、彼が合掌する手に、ぼくの目は吸い付けられた。以後、再び彼が祈る姿を見ることはできなかったけれど、あのときの感じは、ぼくの身体が覚えている。胸の奥で、何かがぎゅっと摑まれた。自分のなかで、痴呆老人のケアという枠組みが壊れてしまった。窺い知ることのできないひとの深さに、切なさを感じた。

彼はことばを忘れたかのように一日もの言わず過ごし、消灯後には、食堂のテーブルや椅子をひっくり返しては撫で摩るといった行為を繰り返していた。彼が家具職人であったことを知って、奇妙に思えた行為の謎を解いた気になっていた。あれは過去の仕事でしていた通り、家具の仕上がりを見るために丁寧に木肌を確かめているのだ、と。だから、好きなようにしてもらい、しばらくしたら「お疲れ様でした」と声を掛けてお茶でも勧めよう、というのが気の利いたケアだと思っていた。うまく騙された振りをして彼の世界に入っていくのだ。痴呆老人の理解しがたい振る舞いを「問題行動」として捉えるのではなく、その人の生活史や心理から文脈的に理解しようというアプローチには一定の意味がある。けれども、そこには理解する側の解釈という操作が加えられた限界があるのも確かだ。解釈は常に事後的にしか行えない。予測する解釈も可能だが、それはたった今目の前に現れたこととは感じられない。あらかじめの解釈で今目の前にあるものを見落としているからである。いずれにしても、人を理解するということは、何らかの原因結果の筋道を仮定することによって、相手の振る舞いの意味を自分の解釈のなかに奪い取ることである。

この事態を、理解される立場から考えてみると、その限界が明らかになる。自分のことを他人はどう理解しているのか。相手の一方的な思い込みで誤解されることもあれば、こちらの思いがほとんど伝わらずに悔しい気持ちになることもある。自分が本当に理解されたという経験はごく稀にしか起きない。だから、人と人の関係は、理解からはじめるのではなく理解不可能性からこそ出発して、理解できなくても人と人がともにいることの方法を考えたほうがいい。

相手を理解するために話し合うという方法は、しばしば裏切られる。話をしたばかりに、今までわかっていたと思い込んでいたことが否定されたり、疑問になったりすることがある。これは理解が深まったともいえるが、この理解は決して相手の底にたどり着いた訳ではない。見えるのは相手の底無しの深淵であり、不気味さや訳のわからなさなのだ。しかし、相手を知るためには情報のやり取りを抜きにはできない。「話さなければわからない」けれども「話したからといってわからない」という二重拘束のなかで、人はどのように振る舞うべきなのか。他人は謎である。しかし、謎が謎であるのは、それが問い求められているからこそなのだ。考えてみれば自分だって謎である。わかることとわからないことの繰り返しのなかで、謎はその光を明滅させる。明るすぎても暗すぎても、よく見えないのが人の限界であるならば、謎こそが見るべきものである。

看護に関して言えば、データを集め勉強すれば理解できるほど患者は簡単で透明な存在ではないと覚悟することから看護をはじめる。居直りではなく、ある種の転回が必要になる。科学は対象を細分化して説明可能にする仮説を生み出すが、人への理解には到達できない。

理解の「対象」という言葉に落とし穴がある。ふだん、ナースがかかわろうとしているのは、単純に観察される対象ではない。患者はナースに迫る顔をもっている。ナースへ向けられた顔は分析や解釈をはねのける力があり、ナースも自分がさまざまに揺さぶられ突き動かされる経験のなかで看護を実感している。目を閉じ何も語ることのない患者にこそ、ナースは強い呼びかけを感じているのだ。

相手を理解してからケアをするというのでは、ナースは一歩も動けない。この困難を突破するための技法について、社会学者の奥村隆は次のように提言する。

> 「理解」とは、いわば「他者はわかるはず」という想定をもちつづけて他者といることを模索する技法である。それには多くのことができるが、埋められない「わからなさ」が残るとき、それに対処できず、「いっしょにいられない」事態を生む。
>
> これに対し、その「差分」や「わからなさ」にこそつきあう、という技法があるように思う。「理解」はそれに直接はつきあわない。それを「わかろう」とする。「なくそう」とする。しかし、他者に「わからない」差分があるのを前提に、それがありつづけてなおどうすれば「いっしょにいられる」かを考えることもできる。いわば「他者はわからない」という想定を出

発点として、他者といることを模索する技法である。「他者はわかるはず」と思うと「いっしょにいられる」領域は限定されるが、「わからない」のが当然と考えるならば、私たちはずっと多くの場合「いっしょにいること」ができるように思う。[*10]

他者とともにいるためには、完全な理解が適切な理解ではないということを認める必要がある。理解が及ばないために生じる驚きが、かえってケアの出発点となるのはこうした事情による。

＊9　九鬼、二巻、二二三頁
＊10　奥村隆『他者といる技法——コミュニケーションの社会学』日本評論社、一九九八年、二五二頁

第3節　邂逅

本節では、偶然性の核心的形態であり、ケアの偶然性をもっとも顕著に示す邂逅について述べる。九鬼は、偶然性に向き合う実存者の実践的課題として「遇うて空しく過ぐる勿れ」という命令を与えた。九鬼によれば「遇う」ということの偶然性は、次のように規定される。

偶然性の核心的意味は「甲は甲である」という同一律の必然性を否定する甲と乙との邂逅

である。我々は偶然性を定義して「独立なる二元の邂逅」ということができるであろう。[*11]

この「独立なる二元」という概念は、九鬼の『「いき」の構造』でも主要な概念であるが、偶然性の問題においては、さらに重要な位置をしめる。二元性こそが偶然性の核心なのである。

偶然性は一者と他者の二元性のあるところに初めて存するのである。（中略）個物の起源は一者に対する他者の二元的措定に遡る。邂逅は独立なる二元の邂逅にほかならない。無いことの可能は一または他の選択に基づくものとして二元を予想している。[*12]

九鬼は、独立した二元ということで、二者関係を述べているわけではない。多項の関係も含めて考えていることに注意したい。とかく、ケアの関係性は一対一の関係で考えられることが多いが、実際には一対多や多対多という関係が考えられるべきである。自分の臨床体験を記述する際にどうしても、自分だけの視点を固定化してしまい、同じくケアの場面を構成している他の視点を描くことが十分でないことを自覚しながら、実際の臨床場面での邂逅の諸相を記述する。

人に出遭うことは日常の出来事である。目が覚めてから眠りにつくまで、誰とも遭遇せずに過ごす日は、ごくまれにしか人生に訪れない。はじめて出会う人もあれば、しばしば顔を合わせるなじみの人もいる。名も知らぬ人を見かけることまで含めれば、めまいを感ずるほどの人たちに出逢い続けて生きている。しかし、ずっと一緒にいる人はいないわけで、あれこれの人と出会いながら、また離れていくのが普通なのである。しかし、人と会うとはどのようなことなのであろうか。それも、ケアの現場で出会うとはどのようなことなのであろうか。

「私」が誰かに出会うというのではなく、出会いの中で「私」が見出されるということが、邂逅のただ中で生じる。このことを、ある中学生たちの経験から考えてみる。

ぼくが勤務している介護老人保健施設に、中学三年生たちがやってきた。四日間の社会参加学習のためだ。大人社会の中で自分を見つめ直すのが目的である。「自分のおじいちゃんやおばあちゃんが、もっと年をとったときに、私が介護してあげたいから」と語る生徒に、「ここでは、テストのように解ける問題だけを考えるのではなく、どうしても君たちに分からないこと、できないことを大切にしてくださいね」と、助言した。はじめは緊張と戸惑いで突っ立っているだけの生徒たちが、利用者の名前をおぼえた頃には自然な視線を相手に届けるようになっていた。自分ということに敏感な中学生たちが、「私」についてどのような学びをしたのか。

反省会。ある生徒の発言である。彼女はまっすぐにぼくの目を見つめて話しはじめた。「私、お年寄りと何を話したらいいのか、ぜんぜん分からなくて、耳が遠くて伝わらないし、話の内容もちぐはぐになって、そばにいるのがつらくなってきたんです。でもね、何かの拍子に、すっごく笑ってくれて、私の手を握ってくれるの。なぜそうなったのか、分からないんだけど、そんなこと、もういいやって気持ちになって、一緒に笑ってたんですよ。手を握り合ったりしてるうちにほんとに楽しくなってきて、言ってることはわかんないけど、気持ちは分かるし、私のこと、必要だと思ってくれているんだって、本当にうれしくなったんです」。

話がうまくできない自分をそのまま必要としてくれた笑顔に、何かができるようになりたいともがいていた「私」が迎えられた。手をつなぐと、構えていた身体が次第にほぐれる。目が合い口元が緩み、表情をもった声が二人の間を行きかいはじめる。二つの身体が交流する過程で「私」が呼び出された。人と関係するためにことばを使う「私」が、対話以前に存在するという考えは、当たり前すぎて反省どころか意識すらされないのが普通だ。しかし、「私」はあるのではなく「私」になるのだ。誰かと出会うたびにお互いの振る舞いのなかで、それぞれの「私」に再び出会うのだ。

出会いの中で「私」を実感した生徒とは反対ベクトルの感想もあった。少しおとなしい感じの生徒である。「お風呂を手伝ったときに感じたんです。お年寄りのからだって、まるで赤ちゃんみたいでした。えーっと……、少しの力で壊れてしまいそうで……」。話を聞いていくと、末期アルツハイマー病の老人のことだった。ことばをなくし、四肢を胸に引きつけるように拘縮させたその人は、たまに目を見開いても視線が合わない。意味のある動きを自分で起こすことはほとんどできず、入浴のすべてを他人に委ねていた。時折、うめきともつかない声を出す。その声に合わせるように、職員は身体をさすり、ことばとともに湯をかけていく。全くの受動性にある姿は、生まれたばかりの赤ちゃんにつながる。これを不思議な思いで見ている中学生の「私」、かつては赤ちゃんであり、遠い先には年老いていくはずの「私」。なのに、自分が生きている「たった今のここ」からは、確かに自分のものであるはずの過去も未来も、実感としては見えてこない。生きているのは私の内にある力によってだという「能動」の感じは、他者の圧倒的な支えを必要とする人生両端の「受動」でゆらぎはじめる。

「私」の存在を、当たり前のものとせずに、その形成された歴史をゼロからの視点で見つめなおすこと。発達心理学者の浜田寿美男はこれを「発達論的還元」の方法と呼ぶ。

人間という生き物として、すでに出来上がってしまったところで生きている私たちは、この完態にいたるまでの形成途上の子どもを見、あるいはなんらかの障害を抱えている人たちを見るとき、どうしても自分たちの出来上がってしまった状態を前提にして、子どもや障害をおとな（完態）からのマイナスとして理解しがちになる。そうして自分たちの側の当たり前さを疑わない。しかしそのことがどれだけ私たちの生活世界を狭めていることであろう。*13

浜田は、子供が他者との関係のなかでどのように生きるかたちを身につけていくのか、できない子供の問題を探るより、できるようになった不思議を解き明かそうとする。ことばを話すということ、「私」であるということ。すでにそうなってしまった大人からの視点では見えてこない人生の奇跡を、ゼロからの視点で浮かび上がらせる。このとき、キーワードになるのが、身体とことばである。

身体に囚われつつ、身体を越える。そして身体を越えつつ、この越えた世界に囚われる」。人が生きる構図をこう記述したとき、この構図の要になるのは人間のことばである。ことばこそは、我が身から発しつつ、我が身を越える最大の媒体である。身体どうしの生き合う場所からはじまり、ことばの渦にまきこまれ、やがてその場に私が「私」として登場してくる。[*14]

私たちは身体をもってこの世に登場する。そして、生きている限りこの私の身体から離れて世界を経験することはできない。つねに世界は、私からのパースペクティブとして現れる。他者が生きるパースペクティブに自分を重ね合わせることは不可能なのだ。これを身体の個別性と呼ぶ。しかし、人間はことばによって、この視点を移動することが可能になる。視点の転換は対話のなかで生じる。ことばがあって対話がはじまるのではない。身体の表現を通した対話からことばが生まれる。ことば以前の対話を可能とさせるのが、身体の共同性である。身体はたがいに見える。見えることで、相手の身体の動きに自分の身体が反応する。母親の微笑に赤ちゃんが微笑み返すことは、身体にくみ込まれた予定なのだ。経験の共有がなければ、ことばが意味を伝える媒体にはなりえない。ことばが誕生するために必要とされるのは、ある対象を他者と共有するということである。見つめ合うことから、一緒に見るということへの変化が、ことばを架橋にしたコミュニケーションを可能にする。ここで、「同時に見ること」と「一緒に見ること」の違いに注意しなければならない。

一緒に見るためには、自分があるものを見ながら、相手もまたそのものを見ていることを見ているのでなければならない。[*15]

一緒に見る者を能動的な主体として理解すること。他者の身体の表現を受け止めること。じぶんの能動と受動（他者の能動を受け止めること）の同時的な成立が、ことばのやり取りを可能にする。

子供にとって「ワンワン」ということばが犬を意味するものになっていくためには、さまざまなものにあふれる世界から、母親が犬だけを図として取り上げ、「ワンワンね」と声をかけることに対して、じぶんも同じく犬だけを図として浮かび上がらせなければならない。ゲシュタルト心理学でいう〈図－地〉は反転可能な不安定な関係である。二人が図を共有化するというのは、論理的にだけ考えると何の必然性もない。しかし、声が持つ情動性が、図の共有化を可能にしている。声という身体に深く根ざした表現が、ことば以前の対話を可能にし、身体を越える世界を描き出すことばを支えている。やがてことばは自他の関係だけでなく、自分の内部でもその回路を生み出す。これが「私の世界」なのだ。

「私とはなにか」という問いに、実体的な答えはない。少なくとも、自分の内側だけを探しても答えは見つからない。身体を持つものどうし、それぞれが個別性と共同性を持つものの対話の中に、身体を超えることばを生み出す。そうしてはじめてことばをまとった身体として「私」がかたちを現すのだ。中学生たちが「老い」に向き合うことで気づいたのは、この「私」を貫く不思議であった。

もう一つのエピソードは、患者から逃れようとして逃げられなかった出会いである。これが密室の中での出来事であれば、こんな結末を迎えることはなかったであろう。独立した二元の邂逅が、第三者の磁力によって再びその軌跡を変化させることがあるのだ。人と人との関係はまったく複雑で、その展開の予想を許さない。

「どうして隠すの。何もかも知っているくせに。どうしてよ。そんな困った顔したってごまかされない。私のことをみんなに言いふらすのはやめてよ。こんなに嫌がってるのがわからないの。わたしが苦しむのを楽しんでるんでしょう。いろんな手口で私を付け狙っているのは前から気がついてた。でも、最近あんまりひどいから先生に相談したのよ。そしたら、私の先生にまで手を回してたね。どんな恨みがあるっていうの。この唇の傷だって、わたしが寝ている隙にカミソリの刃を入れたのはばれてるからね」。

異動して間もない女子閉鎖病棟で、彼女からの妄想攻撃を受けるのははじめてだった。普段はおとなしく雑用の手伝いもしてくれる女性なので、呼び止められたときには、さして気にも留めなかった。でも、話が少しずつよじれてきて、まずいなと気づいたときには遅かった。ぼくは彼女の目を避け口元あたりに視線を泳がせていたから、口角炎でひび割れている傷に話が行き着いたときには、ビクッとした。

しかし、弱った。どうしても深みに足をすくわれそうだ。さっきから、いろんな理屈が浮かんでくるが、おそらく無駄だろう。ますます変な方向に話が流されていくに違いない。相手の思いつめたまなざしに、じりじりとぼくは後ずさりする。話を聴いているうなずきも、力の込め具合に微妙さが必要だ。あまりに軽いと怒りを誘うし、強すぎれば相手の確信を呼び込む。頭ではわかっていても、もう疲れてきた。表情工作はもうすぐ見破られる。徒労に終わるこの話の逃げ道はどこだ。いい気になって、話を聴いたりしなければよかった。意味もなく指先をもみ合わせ、苛立ちと駆け引きする。

知っていることを、知っていると示すこと。これは容易なことだ。知っていることを、知らないと言い張ることもある程度可能だ。しかし、知らないことを、知らないと証明するのは相手が信じてくれない限りほとんど不可能だ。こんな考えに落ち込んでしまったぼくは、もう逃げることしか頭になかった。

患者と看護師。二人には険悪で隙間のない息苦しい場面になった。そのとき、年寄りだがいつも元気なヨネさんが、急ぐように、ぼくに近づいてきた。「看護人さん、作業の袋を取りに行くから倉庫の鍵を開けておくれよ」。いつものセリフだ。ヨネさんは病棟内作業ではリーダー格だった。

あっという間に場面は転換してしまった。ぼくを睨みつけている彼女にも「遊んでばかりおらんと、あんたも作業しいや」と言うなり、さっさと袋張りの作業台へ連れて行ってしまった。倉庫への道行き、先の不甲斐なさに口数が少ないぼくに「あの娘はな、ああやって看護人さんと話しがしたいんやで」と、意味ありげな視線でぼくをからかう。ぼくの中で固くもつれていたものが、するりとほどけた。

思い返せば、精神科の看護者としては未熟なぼくが、老練の患者さんに助けられた訳だ。型どおりの「妄想攻撃」などという理解から、ついには相手との関わりに無意味さしか見つけられなかったぼくを、ちょいと突くようにして元気にしてくれたのがヨネさんの存在であった。

そして、あれほど困ったはずの彼女の訴えは、以後一度もなかった。下手な言い訳をしなかった（できなかった）のが幸いしたのかもしれない。特別の会話もなく、いっしょに作業したりした時の積み重ねが、彼女のなにかを変えたのかもしれない。口角炎もきれいに治った。反省すれば、スキルとしていくらでも対応は考えられる。しかし、実際にはよくわからないことにずい分とお世話になっているものだ。

看護を患者と看護者の二項関係で捉えている限り、臨床での出来事は看護者の理解からはみ出る。邂逅がどのような場で起きるかが重要である。

*11　九鬼、二巻、一二〇頁
*12　九鬼、二巻、二五五頁
*13　浜田寿美男『「私」とは何か――ことばと身体の出会い』講談社メチエ、一九九九年、五九頁
*14　同書、一〇頁
*15　同書、一五三頁

第2章　死活の契機

第1節　欲望

看護を飯の種にするぼくにとっては、生と同じくケアも謎に満ちたことがらである。ケアすることを生業にしたものの業というべきか。看護といわずケアという理由は何か。ひとつは、現在の日本の社会においては、看護はケアに比べて狭い概念だと考えるからである。以前は、看護婦だけでなく家族の行為も看護と呼ぶことができたが、今は医療資格のひとつである看護師の業務を看護というのが一般的である。看護師以外の人の場合、介護とかケアと呼ばれることが多い。しかし、介護福祉士などの専門職が現れて介護とケアとの区別が始まっている。つまり、資格の有無を気にせずに使えることばとしては、ケアがもっとも一般的だということである。つぎに、看護が何を本領とするかを考えたとき、やはりケアということばが浮上してくるからである。専門的、科学的な医療職としての看護にしても、なにが他の医療職との差を形づくるのかと問えば、ケアの専門家という自己規定になる。しかし、本来は家族や近隣の小集団という親密な共同体で機能していたケアが、金銭の授受を伴う職業として外部化されたのであるから、その性格や意味にも変化が生じている。

この変化について、幅広い観点からケアを問い直す作業を続けている広井良典は『ケア学』において次のように分析している。産業化社会の進展とともに個人中心の社会が出現し、社会機能の分業化が進む必要性から、相互扶助であったケアが職業のケアとして社会の中に位置づけられるようになった。広井はこのケアの外部化が、個人の存在しなかった前産業化社会の狭い共同体の中で仕方なしに「気をつかう」消極的ケアから、社会保障が制度化された現代社会における自発的な「気をくばる」積極的なケアに変化したとして肯定的に評価している。つまり、バラバラになってしまった個人を再び結びつけるものとしてケアを考えている。彼はケアの現代的な意味をこう指摘する。

人間が「個」として外部化していこうとするベクトルを、もう一度世界や共同体への内部化のほうへと向かわせる、その反転の間際にあるのが「ケア」という営みなのではないだろうか。*16

確かにケアの歴史的変化に広井が指摘する積極的側面はあるとしても、忘れられてはならない問題は、相互的であったケアが職業として成立することで、ケアを「おたがいさま」の相互関係から、ケアするものとケアされるものという不均衡な関係項に分断したことの意味である。貨幣経済が、自給自足の生産欲求を果てしない生産欲望へと変質させたように、ケアの欲求も「ケアの欲望」へと肥大化したのではないか。

最初に、「ケアの欲望」を駆り立てる動因としての「健康という欲望」を考えてみる。

病院で行われる地域住民向けのイベント「健康チェック」を担当させられたとき考えたことであ

る。このイベントは、健康診断や人間ドックなど病院が行っている事業の宣伝と潜在的な顧客の発掘とが目的であった。「健康チェック」には、血圧測定、尿検査、視力検査、骨密度の測定などに加えて、痴呆の早期発見ができるといわれている「かな拾いテスト」などがリストにあげられた。これらに加えて、栄養相談なども企画された。泊り込みで行われる人間ドックや、脳ドックに比べれば幼稚な内容であっても、これを受けることで、その結果が医学的な基準値から外れてしまう人は多くあるはずだ。バザーや講演などのイベントに来たついでに、ちょっとした興味から、ちょっとした安心が欲しいから、健康チェックを受ける人に手渡されるものは何なのだろう。運がよければ、医学的にたいして意味もない健康のお札つき、運が悪ければ、途方もなく膨らむ不安の小さな種なのだ。米山公啓は、『「健康」という病』（集英社新書、二〇〇〇年）の中で、医師の立場から、健康概念のあいまいさや、医療への過剰の信頼を痛烈に批判している。医療に深くかかわっている人間ほど、医療による健康チェックのいかがわしさを知っている。しかし、「健康チェック」など止めてしまえとは簡単には言えない。それは、患者になりたがる（医療によって健康になれると信じている）多くの人の「健康という欲望」があるからだ。

成人病と呼ばれていた疾病が生活習慣病と呼びなおされ、喫煙や過度の飲酒、肥満、運動不足、ストレスなどの生活習慣が慢性疾患の原因であり、その予防は個人の自覚的な生活習慣のコントロールにあるとされた。健康であることは、個人の責任に帰せられるようになった現在、医療の監視下で健康へのセルフコントロールをすることが、まっとうな人のあり方とされる風潮はますます強くなっている。これは考えてみると恐ろしい考えで、慢性病者を健康な社会から追い出す考えと容易に結びつく。「健やかに老いる」という欲望も、無理難題を突きつけている。老いることは、生物学的加齢現象と社会のシステムが規定するものであって、必然と偶然の絡み合いの結果でもある。高齢者をむやみに排除する社会システムの改善は追求される必要があるとしても、個人の努力で、加齢現象を止めることなどできはしない。終末期医療でしばしば理想的に語られる患者の「死の受容」もひとつの死に方を強制するならば、同じ種類の危険性を内在しているといえる。不満だらけに生きてきた人が、そう簡単に死を受け入れることなどできはしないし、そうする必要もないのだ。ぶつぶつ文句をいい続けてきた人は、その人らしく不平を言いながら死ぬのが当たり前のことなのだ。

「健康という欲望」が個人の枠を越えて社会の欲望となり再び個人へと向けられるときにこそ、「健康の不健全さ」があらわになる。絶対的な健康など幻想にすぎず、人の限りない欲望の表れにすぎないのに、実体的な力でもって人の生き方を支配するようになればどうなるのか。私の身体は私との親しみをなくし、常に医学的な視線にさらされる客体として私から遠くに離れ去ってしまう。これを食べても大丈夫かどうかを賞味期限で判断するようになって失ってしまった能力がある。食材を見る目、においをかぎ分ける鼻、味を確かめる舌である。身体が萎縮し世界との接点をもてなくなってしまう。自分の身体が大丈夫かどうかも検査データと医学的言説抜きには判断できなくなれば、他人の身体への判断も困難にならざるを得ない。もはや、相手を気遣うことは普通では不可能になるのだろうか。

「健康という欲望」を顧客として、相手の自己覚知の能力を奪い取り、あらかじめ取り決められた正常異常の網で問題を抽出する。そして、問題解決という手法で、たった一つの目標、本来は何かのための手段としてしか意味を持たなかったはずの「健康」へ向けて、人々を管理統制するのが「ケアの欲望」なのだ。

職業としての看護はどのようにしてこの「ケアの欲望」を実現しようとしているのか、また、その欲望の根拠を確かめるために、どう画策するのか。

一人一人はまったく異なった動機で看護を選んだ偶然性を、専門職の理念として統一するその方法は、白衣の下の自分を透明化することであった。つまり、このわたしが看護する根拠にならないとすれば、このわたしを消去してしまえばよいのだ。わたしの独自性ではなく、誰とでも交換可能な普遍的客観的な科学の視点をもつこと。純粋な目だけになって、自分の体を透明化し、自分を振りかえらないこと。看護の根拠は白衣にあり、その中の自分は余分なものだと区別することであった。看護教育を受け、資格試験という網目に漉されて、均一で無個性な看護者が生き残る。患者は問いかけてくる者ではなく、観察され操作される対象となる。もう、患者に脅かされることはない。解決されるべき問題は患者側にあり、看護者はその解決法を手にしている。極端な表現になったかもしれないが、看護の自己同一性はこうして強固にされる。看護の理論は科学的因果律に基づいた、結果が予測可能な責任ある行為を求める。訳も分からず、患者へ関与することは許されない。看護でもっとも問われるのは看護行為の根拠である。看護過程というプロセスの中で、看護実践をマッピングすること、常に鳥瞰的な視野からの自己反省が可能でなければならない。しかし、ここで問題にされるのは白衣の行為であって、その中身は透明のままでよいのだ。むしろ夾雑物が混じるよりは空虚であっていい。白衣は職業の象徴である以上に、その権能そのものである。制服を着ない裁判官や警察官が、日常生活では公的権力から離れた私人であるように、白衣とともに看護は脱ぎ捨てられる。看護する者の自己同一性の危機を救った白衣は、憑依する看護として白衣を着る者を呑みこむ。

看護の自己同一性が新たな災厄となった。標本固定のように安定した自己同一性を獲得した看護は、生きた患者との自由な関係を結べなくなる。自由でないケアはサービスにすぎない。サービスは奉仕であり隷属でもある。サービスを受ける方が一方的に得をする構造になっている。ケアはこのような一方向性の関係で営まれるものではない。にもかかわらず、医療福祉の世界ではサービスということばが盛んに用いられるようになっている。ケアというような、曖昧なことばでなく、市場経済にサービス財として位置づけやすい側面が評価されているのだ。ケアからサービスへの転換の背後にある価値観の推移は、ケアの実体化・可視化への要求に基づいている。このような要求にこたえて、看護はその社会的な位置を職業として確立させたといえるだろう。介護という概念が出現してその社会的存在の輪郭は一層鮮明になったといえる。現在の看護は、私的な部分が後退して、公共的な役割が前面に出ているともいえる。しかし、この変化は一方的なものでもない。巨大な医療システムの一つの機能として自らを洗練先鋭化する動きとともに、福祉や、地域社会のネットワークへと越境をはじめ、新たな親密圏の創出を試みる流れもある。看護が、人の「生／生命」にかかわる限り、さまざまな位相の公共性と触れることになる。このことによって、看護が分断化されるか、あるいは新たな地平へと視界を広めるのか。これからの看護の最も留意するべき課題は、齋藤純一の『公共性』にある次の警告にあると強く感じる。

自己――思考する存在者としての自己――にとっての危機は、さまざまな価値を整序化する何らかの中心的・支配的な価値が欠けていること――いわゆる「アイデンティティ・クライシス」――ではなく、逆に、ある一つの絶対的な価値が自己を支配するような「アイデンティティという危機」である。複数性は公共性における「政治の生」の条件であるとともに、自己における「精神の生」の条件でもある。私たちが恐れねばならないのは、アイデンティティを失うことではなく、他者を失うことである。他者を失うということは、応答される可能性を失うということである。それは、言葉の喪失を、「言葉を持つ動物（ゾーン・ロゴン・エコン）」としての政治的な存在者にとっての「死」をもたらす。[*17]

ケアは何も人間に限ったことがらではない。セルフケア（食べたり眠ったり）ということを視野に入れると生きているものはすべて、何らかの形で自らの命を育んでいる。生命活動は、ある意味ではセルフケアそのものである。子孫を養育する動物になれば、親子間のケアが実現される。群れて暮らす動物ならば、集団を維持するために個体間のケアも出現する。人は社会的動物として、最もケアにまみれた動物だということができる。さらに、生存の必要に応じてのケアの欲求ではなく、単なる生存への必要を超えたケアの欲望となると人間に顕著な領域である。動物的ケアからの逸脱に人が生きるケアの本領がある。人はただ生きるだけではなく、生きる意味を求める。意味という捉えどころのないものを、自分の影を追うようにして生きなければ納得しないところが人間にはある。たとえ苦悩であっても、それに意味を見出すことができるならば人間は耐えられる。苦痛がなくとも、そこに意味が見出せなければ人は生きる意欲さえなくしてしまうと思い込んでいる。実際には、たいした意味などなくても死ぬまでは生きるぐらいの力はあるのだが、特権的自己意識に侵された自称「人間」には、無意味な生は認めがたい屈辱である。「かけがえのない自分のこの人生」などという病にさえ憑りつかれなければ、そこそこ生きることのうちに安らぐこともできるのだが。求めて容易に得られぬ意味への渇きに苦しむよりは、いっそ無意味に安んじることの割の良さが半ば以上わかってもいても、どうしようもないのが「人間」の真面目と滑稽である。

この真面目と滑稽に、深刻な事態がいま生じてきている。「健康」のみならず、「自分らしい生き方、老い方、死に方」まで、人々は望みはじめた。そして、これを専門職に依頼し、相談するようになったのである。自分にとって意味のある人生は、医療や福祉と無関係には考えられなくなっている。また、これらのケア従事者も、人々の「生きる意味を求める」ニーズにこたえるのが自分たちの職務だと真剣に考えている。ケアの分限意識はないのだろうか。「ケアの欲望」と「意味への欲望」までが手を組めば、暖かなケアの真綿蒲団に押しつぶされ人々は自由を失うはめになる。ケアを活きたものにするためには、「意味の病」から回復しなければならない。

＊16　広井良典『ケア学——越境するケアへ』医学書院、二〇〇〇年、三三頁

＊17　齋藤純一『公共性』岩波書店、二〇〇〇年、一〇二—一〇三頁

第2節　賭け

前節で述べた「意味の病」から抜け出すためには、ケアはその顔を無意味と無根拠に向けなおす必要がある。そのためには、自分が安全確実なところからは何もしないケアという観点が重要になってくる。確実に予測できると思うことをしないリスクを背負うことで、新たなケアの展開の中に飛び込むのだ。

最近、看護・介護職に対してケア・ギバー（care giver）なることばがよく使われるが、少し、考え直してみる。ケアすることを英語で、テイク・ケア（take care）という。相手のケア（気掛かり）を引き取るということ。相手から差し出されたケアを受け取ることが、基本ではないだろうか。しかし、ナースがそのすべてを引き受けられるとは限らない。ナースに力がないと見れば、相手はケアを手放さずにいっしょに持っていてくれる。お互いに支えあっている姿がケアの実相なのかもしれない。厚かましくも、自分たちをケア・ギバーといえるのは、いつも相手はこちらが送ったもの以上のものを返してくれているのに気がついていないからだ。

ケアはセルフケアをケアするともいわれる。特に、介護の場面で語られることが多くなっている。看護の医療モデルに対して、生活モデルを標榜する介護の理念として、生活リハビリの文脈で強調されている。不必要に相手に介入することは、相手のためにならないことを意味している。手を出さずにそばで見守ること。何かをしてあげないことがケアになるという逆説だが、ただ見てもらえるだけで力を与えられることは、子供が新しい能力を手にするときのことを考えてみれば理解できる。ここで大切なのは手を出さないことではなくて、見守ることだ。

今、目の前にある人の苦しみは自分にとって謎であり、容易に同情することが許されないと感じることがある。どのようにして相手にかかわれば良いのか途方に暮れることもある。けれども、その場を平静な気持ちで離れることも難しい。相手を理解し、援助できるという安定した場所に、自分がいないことの苦しみに襲われてしまう。そんな自分に、ともにいることを許してくれる人に出会うとき、相手を見守ることが始まる。これは、「あなたのためなんだから、一人でがんばって」という薄っぺらな励ましで、ただの見物人である自分をごまかすやり方ではない。相手を傷つけるかもしれないリスクを負いながらその場にとどまること。他者の苦痛に共感するというのは、他者の苦痛に対して無力な自分が傷つくという意味で、やはり苦痛のなかに巻き込まれることをいうのだ。相手の気持ちになってみるというような器用さではなく、自分以外の苦しみに巻き込まれてしまう不器用さが大切である。

不自由な手で食事をする人に、取らせてあげるのは簡単だが、その人にとって自分で食べられない悔しさを解決するわけではない。相手に代わって何かをしてあげるのは、ケアする側の苦しみを解決するだけの場合もある。「自分は人の役に立ちたい、立つはずだ」という救済者的自己像を守るために、相手にケアされることを強制する。ケアが一方向になされる場合、ケアを受けるものは力を奪われ、自らの無力を諦めるように追い詰められる。

何かをしてあげるケアから身を引いて、相手を見守るには、相手の力を信じることが大切になる。リウマチで変形した不自由な手で、ようやくスプーンを口元まで運んだ人が、好物のゼリーに目を丸めてぼくに喜びを伝える。ハラハラして見ていたぼくにも嬉しさが込み上げる。相手の喜びを理解したからというのではない。ただ見ているだけというぼく自身の弱さから救われた喜びである。そのぼくを見て、相手の目がさらに輝く。一人でがんばった相手も、ひとの手を借りずに自分で何かを達成できた満足とともに、不安げに見守っていた人に喜びを与えられたという誇りも得ることができるのだ。

もう一例、しないことで死活の契機をつかんだ経験を紹介する。

あるとき、重度の痴呆症で食事がほとんどとれなくなってきた入所者を、病院に転送しようということになった。痴呆が進むと脳の器質的な変化に基づいて、ことばによるコミュニケーションはおろか、歩行が不能となり座位も不安定になって、最終的には口から食べることすらも困難になる。口の中に食べ物があってもいつまでも嚥下しようとせずに咀嚼すらも忘れてしまう。老人保健施設での介護も限界に近づいたというのが医療職の一致した意見になっていた。家族は付き添いが必要になるかもしれない入院には消極的だったが、飢え死にもさせられないとあきらめていた。ほとんど目を開くこともなくなってうなり声を上げるだけになっていたその人が、サークルもレクレーションもない病院に移ったとしてもＱＯＬが著しく低下するとは、ぼくも考えていなかった。退所の日が近づいてきて、介護職員たちが「病院は点滴とかばかりでしょう。かわいそう」と、食事介助に以前にも増して熱を入れはじめると、ほんの少しだが食べて飲めるようになってきた。退所予定日の朝、申し送りで「やっぱり病院に行かないと駄目なんでしょうか、退所を中止しましょう」というある一人の介護職員の直訴を受けて、ぼくはためらいながら医師に相談した。急に入院を中止するなどというのは難しいはずであったが、病院も受け入れに積極的でなかったこともあって、退所が延期されることになった。医学的に考えれば事態は好転するはずはなく、CT検査でも脳の萎縮はさらに進んでいることが確認された。医学的に説明のつく方策をいったん引っ込めて、介護職員の希望を信じてみることにした。事態の変化に介護職員は責任を強く感じて、以前にもまして食事の途中に何度も耳元で声をかけ、食物の口溜めがあれば頬をさすり、目をあけてもらうために顔を拭いたりという工夫が繰り返された。その結果、少なくとも脱水や飢餓状態への危険性はないほどに、経口摂取が可能になった。ぼくは半信半疑ながらも、いつものように返答を期待もせずに話しかけてみると、小さな声で「あったかいな」ということばが返ってきた。数ヵ月ぶりのことで、背中がゾクッとするほど驚いた。脳の器質的な変化で症状を理解していたぼくは、自分の理解が誤りであったことを認めるほかなかった。

ケアは、ときにマージャンのような展開を見せることがある。相手の手牌が見えないまま、それぞれのメンバーが、自分のアガリを目指して牌の取捨選択をする。自分に不要な牌でも不用意には捨てられない。自分が捨てようとする牌が、相手の勝ちに利する可能性については予想しなければならない。それぞれの思惑が交錯しゲームは続く。そして勝者と敗者が決まるのだ。

ケアにも相手の思惑を忖度しなければならない場面が多い。マージャンでも強い人は、長い戦歴からすればある程度の勝率を得ることはできるが、一局ごとの勝負では、まったく予想がつかない。

常に勝ち続けるわけにはいかないところが、ゲームの面白みでもある。
ここで取りあげるエピソードは、どんな手を工夫しても勝てずに終わり、負けた理由も判然としなかったケアの体験である。

昭和という時代の息が尽きた頃、ぼくは慢性女子病棟にいた。ある夜勤でのことだ。湿った空気が粘つきながら、からだにまとわりつく。扇風機の風が逃げる度に、じっとりした汗が熱をもつ。白衣のボタンをいくつか外して、翌朝の採血管に名札を貼り付けていた。同じことを繰り返す単調な作業に、眠気が増す。ついさっき仮眠を交替したところなのだ。

午前三時、詰め所の横にある病棟から、うなる声が聞こえてきた。地底から響くような低さで床を這いながら迫ってくる。「助けてぇ、助けてぇ……おーい、おーいっ」。弱さよりは怒気を含んだ呼び声に作業の手を止める。だだっ広い畳部屋に五〇人近くの患者さんが蒲団を並べて寝ている。その窓際に一台のベッドがある。声の主は、そこにいた。ここ一年ぐらいに寝たきりとなった彼女は、流動食を飲むだけで痩せこけていた。膝や肘は拘縮がおき、肉のない仙骨部は褥創ができていた。もう入院して数十年がたつ。昼間はうつらうつらと眠りこけている人だ。

ぼくは大声で叫ぶ彼女を目指して、一向に起きるけはいのない患者さんの間を抜けていく。ベッドに近づくと、彼女は目を堅く閉じたまま叫んでいた。肩に手をかけ、「どうしたの」と話しかける。まぶたが開かれ、深い眼窩にぎらついた光が一瞬、見えた。多少、身構えていたぼくに彼女は表情をゆるめ、さっきとはまったく違う裏声のようなか細い声で「なんにもおへんえ。すんまへん」と京都弁で返す。首をすくませ恐縮している。この落差は何だ、と思いながら冷たい水を勧めたり、体の向きを変えたりしてみる。「すんまへん、すんまへん」と少し笑みを浮かべている彼女の真意ははかれない。水を飲み込むと筋張った喉元が動くのをじっと見つめた。乾いたタオルで、汗をふき取り「もう、用事はないかな」と確かめて詰め所に戻る。

まだ釈然としない気持ちでいながら、採血管の準備に戻ったとき、再びあの声が襲ってきた。今度は、はじめからすごい声だ。「看護人、おーい、かんごにぃーん」。間断なく繰り返し叫ぶ。慌てたぼくは、すぐに彼女のもとへいく。するとニヤッとした表情で「なんにもおへんえ、なんにも」とくる。たぶらかされている。ぼくが語調を強めて「どうした」とたずねると、彼女は怯えたように「すんまへん、すんまへん」と目をそらす。自分が悪者になったようで気になる。「暑くて、眠れないの」と声を和らげる。「そんなことおへん、もう、よろしいわ」と、目を閉じられては次が続かない。仕方なく詰め所に戻る。さっきの声で何人かの患者さんが起きはじめた。この出来事を看護記録に書こうか迷っていると、また始まった。「西川、にぃいしっ、かぁあわぁっ」。どこからあんな凄まじい声が出るのか。おまけに、今度は名指しだ。どうしたものか、さっぱり分からない。叫び声は渾身の力で繰り返される。鉄格子を越えて外の闇にまで響いている。駆け寄るぼくを迎えたのは、やっぱり「なんにもおへんえ、すんまへん」と首をすくめる彼女だった。哀願するように「なにが、どうしたのか教えてよ」と言っても、目を閉じてしまう。結局、このやりとりが朝方近くまで続いた。相勤者が仮眠から起きたとき、採血管の準備はまだだった。おむつ交換、採血、朝食とあわただしい時間の中で彼女は眠り始めた。ぼくは、からだの芯から疲れてしまっていた。完全に負けた、と思った。でも、いったい何に負けたんだろう。「なんにもおへんえ」という声が、こだまする。

けれども、ぼくは打ちのめされたわけではない。何に負けたのかも、その理由もわからないのだから、明日も、その次の日も、同じ賭けを続けることができるのだ。賭けに負けたとき、その後、どう身を処することができるかは、どれだけ、自分をあきらめて賭けていたかによる。失うことに平然としていられるだけの財産が、ほんとうの財産だ。

宗教人類学者の植島啓司は、ギャンブル（賭け）の効用は「負けた時どう振る舞うべきか」を教えてくれることだ、として次のように述べている。

> ギャンブルをする人間は、大敗している時どう振る舞うべきかを知っている。それは他の何よりも大事なことだ。自分の思うようにならないツキの波を、それとなく押さえ込んでいくこと。自分の力が本当はとても小さいものだと理解すること、どんな局面になってもたじろがないこと、さりげないきっかけにいつも注意しておくこと、他人に迷惑をかけないこと、敗北が一過性のものだと明確に認識していること。*18

このことばは、ケアに賭ける者にとっても大事なことである。ケアする側の力を過大評価せず、かといって一度の失敗で撤退してしまわないこと、日常に隠された些細なきっかけに敏感なアンテナをたて、見逃さない。死活の契機はあきらめない粘り強さにしかその姿を現さない。

＊18　植島啓司『競馬の快楽』講談社現代新書、一九九四年、二三二頁

第3節　遊戯

前節では、賭けて失うことのできることだけが、自分が負けたときに支える力になると結論した。しかし、負けても倒れないものも、勝ってのぼせてしまうことがある。ギャンブルは、勝った後の振る舞いも難しい。確かに負けた悔しさは我慢できても、勝った喜びを人に悟られぬほどに抑えることは難しい。勝者は常に敗者を踏みつけている。足下に呻く声があっても、つい忘れてしまうのが、勝利の興奮である。

ケアも失敗したときに反省するのは簡単である。何故ならば、失敗を反省している自分は、もはや失敗した自分とは違う高みに昇ったと自覚できるからだ。ケアがうまくいったときほど、自分の欠点が見えなくなることはない。多少のミスは、自分以外の都合で何とか間に合うことも多いのだが、それに気づくことが、有頂天の自分にはできない。

勝負だ、賭けだといったところで、その結果は偶然によるものでしかありえない以上、偶然性に支配されたケアの奔流に、巻きたつ泡の一つを加えたことぐらいにしかならない。どんな流れにも

乗り切るためには、勝ち負けといった目的をもたないことが大切になる。目的なき目的をただ遊ぶ自在さに、ケアの活力は充ちる。

九鬼は論文「驚きの情と偶然性」のなかで、インド哲学の梵について触れて「遊戯」の意味を語っている。

　自足円満な梵が何故に造化するか、完全解脱の境にある自在神が何故に転変するか、という問いに対して、「遊戯のみ」と答えているのは、深く味わうべき思想である。梵は自在性と無執着性とを性格としていて、なんらの必然性に強要されるところがないから、偶然の遊戯をするのである。王や大官が、何の目的もなく、単なる遊戯のために遊戯するようなものである。[*19]

必然性の縛りから自由になり自在に生きるためには、何の目的ももたない偶然の遊戯のみに喜びを見出すべきだと述べている。

ケアの現場で、偶然の遊戯を目にすることは少ない気がする。もしかしたら、あまりに自在でその所在が定まらず、転変のスピードも速すぎるために目にとまらないのかもしれない。そこで、本当にたまたま目撃できた看護課長のダンス遊戯を取りあげる。

「あいつには気をつけろよ」と、先輩は口元をゆがめてささやいた。ぼくたちの視線の先には、さつきから体を細かく前後に揺すり、壁に頭をぶつけそうになりながら、首を振ってはブツブツと独り言を続けている男がいる。「とっつあん」と呼ばれている開院以来の古参患者である。坊主刈りで白髪がずいぶん目立つ。背は低く腹が突き出てガッシリした体。いつも腰に手垢まみれのタオルをぶら下げている。脂ぎったごつい顔に斜視もあって、表情が読みにくい。

精神科に勤めはじめて間もない頃、先輩から聞かされる話はどれもが衝撃だった。とっつあんは横に寝ていた患者の耳を噛みちぎり喰ってしまった、という。もう何十年も前のことで、そのことを直接に知っている看護者は誰もいなかったが、疑うものもいなかった。きっと、先輩もぼくみたいに伝えられたんだ。真夜中をつんざく悲鳴と血まみれの蒲団、そして……。昼間も薄暗い閉鎖病棟の壁に染込んだできごとの数々、恐怖に想像は膨らむばかりだ。そのとき、よほどぼくの顔が面白かったのだろう。先輩はにやけそうになるのを咳払いしてごまかした。

その後あることがきっかけで、ぼくはとっつあんに話しかけるようになっていた。夕暮れ時、鉄格子の窓から外の方を向いていたとっつあんが、近くにいたぼくに振り向き「かっ、かっ、かわいいなあ」と吃って、顔をしわくちゃにして言うのだ。ぼくは一瞬とまどった。そして、窓の外で小さな子どもたちが、路地に集まりボールで遊んでいる姿を見つけて了解した。ぼくはホッとして、とっつあんの肩に手をやった。こんな人懐っこい笑顔がある。ぼくは素直に感動していた。話すたびに涎のこぼれるとっつあん、自分の子どもなど生まれるはずもない人生を窓の内側で過ごしてきた、歯も残りわずかになっている初老の男。彼が何を感じているのか、耳喰いの話と同じほど圧倒するものを感じていた。

ある日、とっつあんが人を襲うのを見た。看護課長が病棟をひとりで廻っているときだった。詰め所からは死角になる畳部屋の隅で歩いている課長の背後に、とっつあんが突然かぶりついた。ぼくは偶然、畳部屋の入り口にきていたので目撃したのだ。新米のぼくはあわてて応援を呼ぼうかと思ったが、とっつあんの攻撃をするりと抜けて課長は笑っている。仕様がない奴やな、という感じで。とっつあんは無言のまま執拗に迫り続ける。クルクルと身をかわしながら、とっつあんの肩を抱こうとする課長。奇妙なダンスだ。ぼくに気づいた課長は「かまうなよ」と目でいう。ぼくがあっけにとられているうちに、とっつあんは息が切れてすわり込んでしまった。現場の人ではないから、課長の白衣はいつも皺ひとつない。ダンスの後も同じだった。

「昔から、いつも狙われているんや。ここへ連れてきたのはわしやからな」と、相変わらず笑っていた。

この課長のダンスは、強烈な印象としてぼくの中に活きつづけている。おどけたり、ふざけたりしてはいない。ひとつ踏み外せばのっぴきならない状況に落ち込んでしまうはずなのに、くるくる回り遊ぶダンス。ケアの遊戯は不安定を軽やかに立ち上らせる。次の九鬼のことばは、このダンスにぴったりではないか。

ギリシアで偶然を神格化したテュケの女神の持ち物が「球」であったということ。あっちへ転がるかこっちへ転がるかわからないころころした球であったこと、を思い合わせると興味がある。[20]

ケアする・されるといった関係から外れてしまったところで結び合う関係には、「遊び」がある。プレイセラピーといった意味で、遊びを治療関係に取り込むのではない遊びのケアがある。とつあんと課長のダンスがそうだ。暴れる患者と看護者という枠組みから、するりと抜け出たところに遊びがあり、戯れの演技、ダンスが出現する。つかみかかる手を押さえてしまえばダンスにならない。迫ってくる彼から逃げてしまってもダンスにならない。押さえず逃げずに迎えることで事態が変容する。追いかけっこのように、くるくる回るダンスのうちに、二人の関係は相互に転換して、追う者と追われる者という固定した構図は崩れてしまう。

遊戯は、自分の殻から抜け出て何か他の者になることである。そして、遊戯の意味は、抜け出てきた自分を忘れてしまうところにある。演じることで何かになることが目的ではない。ままごと遊びで、母親になった幼女が感ずる充実は、母親になれた幼女に生じるのではなく、幼女であることを忘れてただ母親である彼女に訪れる。遊戯の意味は、意味を目指した結果として得られるのではなく、さらなる意味の数々を引き寄せ反復する出発点であり帰着点でもあるようなところにある。抜け出ることを許さない因果の必然性からは、ほとばしりでることのない偶然の喜びが、遊戯にある。

もう一つ考えておきたいことは、遊戯の真剣さである。真剣な仕事に対して不真面目な遊び、というとらえ方があるが、夢中になれない遊びはおもしろくない。真剣に遊ばなくては遊びが遊びでなく退屈にしかならない。仕事も創造的なものである限り、遊びがなくてはいい仕事にはならない。しかし、遊びが仕事と異なるのは、あらかじめ予定した結果が得られるとは限らないことにある。将来が不確定なものへの情熱、空を切るかもしれない努力を、あざ笑うのが遊びへの非難である。オルテガが、狩猟に関して述べた次のことばは、この非難に反論する。

狩猟にとって、それがうまくいくことはその本質ではない。反対に、もしも狩猟者の努力がいつも間断することなく幸運に恵まれるものであれば、狩猟者の努力はありようもなく、あるとしたら別のことであろう。獲物の側の狩猟者から逃れる偶然や機会には、狩猟者の側の手ぶらで立ち戻る偶然が対応している。猟のもつあらゆる面白味は、それが常に難題である点にある。

狩りする種族と狩りされる種族とは、したがって動物界の階層において相互にきわめて限定された距離をおいて位置づけられなくてはならない。この死活の距離が近すぎても、また遠すぎても、両者の間には狩りする関係が生じ得ない。[*21]

難題であること、当然でもなく不可能でもないこと、希少な可能性に期待することが、遊戯に真剣さを課する。また、オルテガのいう「死活の距離」は、間合いとしての「遊び」にもつながるのではないだろうか。何もない空虚が、その間合いの良さで、「遊び」として意味を持ってくる。車のハンドルに「遊び」がなければ、思うように進むことはとても難しいだろう。運転者の気がつかないほどのぶれを無効にしてくれる隙があるから、ハンドルで進路をコントロールできる。また動きを伝える歯車も、かみ合う歯車に遊びがなければ、軋みとともに壊れてしまう。このような無用の用が、「遊び」の効用である。

＊19　九鬼、三巻、一六六頁
＊20　九鬼、三巻、一六九頁
＊21　オルテガ・イ・ガセー『狩猟の哲学』西澤龍生訳、吉夏社、二〇〇一年、七〇―七一頁

第3章　ケアの弾性

第1節　回復力

ケアの弾性が、この論文の主題である。弾性は「力を加えて変形した物体が、その力を取り除くと元の状態に戻る性質」という意味で物理学の用語である。ケアが物体であるはずもなく、あくまで弾性は比喩的な表現であり、「はずみ」のイメージとともに、回復力をあらわしている。ケアは、ケアする者とケアされる者という二者関係の間で形を変えずにやり取りされるものではない。ケアする側の意図に反して受け取られることもあれば、弾き返されることで、その関係からすり抜けてしまうこともある。しかし、またどこかで弾かれたケアが、もとの関係のただ中に舞い戻ってくることもある。ケアの予測のつかない動きが、関係そのものを変えていくことだけは確かなのだ。

弾性の英語として、elasticityとresiliencyがある。前者は物理学的な弾性の意味が強いが、後者は「レジリアンシー」として、最近トラウマ研究でよく使われる用語であり、回復力の意味が強い。ケアの弾性は後者に近いものとして考えている。ケアは実際の関係の中で幾度も裏切られ、傷つき壊れる。しかし、懲りもせずに、また幾度も立ち上がり、新たな関係（といっても差異はほんの僅かなのだが）をつむぎだす。このしぶとい回復力を支える弾性こそが、ケアの本性だと主張したい。

まずは、レジリアンシーについて触れてみる。

子供の虐待や、性暴力、家庭内暴力でトラウマを受けた人への、エンパワメントを積極的に展開している森田ゆりの『子どもと暴力——子どもたちと語るために』[*22]によると、レジリアンシーは八〇年代の末頃から米国の虐待問題にかかわる専門職の間で、キーワードになっている。森田はレジリアンシーに弾力性という訳を与え、リカバリー（回復）をもたらす内的な原動力、自然治癒力だと考えている。森田は、レジリアンシーの比喩としてゴムボールの弾力性をあげている。

レジリアンシーの別の比喩として、ニットの編み物を示すのが、フランスの精神科医で行動心理学者、ボリス・シリュルニック（Boris Cyrulnik）である。彼は『壊れない子どもの心の育て方』[*23]で、次のように述べる。

> 人は傷ついても、その傷をもとに自分の人格をいっそう発達させる「心のしなやかさ＝レジリアンシー」を育むことができる。しかし、この作業ができるかどうかは、社会がその人に与える支援によっても大きく変わってくる。社会が当人の痛みに対して冷淡だったり、より攻撃的だったりすると、人格はいっそう固く縮こまってしまう。[*24]

心の弾性＝レジリアンシーは、ちょうどニットのようなものにたとえるとわかりやすい。たとえば、ガラスの箱のように壊れやすいものであっても、やわらかく弾力性のあるニットに包まれていると、そのガラスの箱めがけてボールが飛んできても、箱は壊れにくくなる。

そのニットが破れてしまうと、そこがトラウマになるというわけだ（ガラスの箱そのものが修復不可能なほど壊れてしまえば、それは死である）。

このニットは最初から人間に備わっているというより、それぞれが、自分のもっているガラスの箱に合わせてそのニットを編んでいくものである。激しい衝撃を受ければ修繕する必要も出てくるし、同じ方向からばかりボールが飛んでくるようだと、そのボールをよく受ける部分は、よりふんわりとしたショックを吸収しやすい編み目になる。どこかほつれていないか、定期的な点検も必要だ。また、まったくボールが飛んでこなくても、ニットは風化して弱ってしまう。ニットがしなやかさを保つためには、ニットを傷つけないよう穏やかなボールが、適宜投げられ、受け止められる必要がある。[*25]

レジリアンシーの比喩として、ゴムボールよりもニットのイメージが優れているのは、その社会性にある。ゴムボールの弾力性は、ゴムボールに固有のもので他の影響を受けない。ニットの場合、ニットを編む主体は回復する人自身であっても、毛糸は回復する人を取り巻く人たちとの交流から供給される。ニットのレジリアンシーは支援によって成長する可能性をもつのだ。

奈良県にある財団法人「たんぽぽの家」は、二〇〇〇年から「ケアする人のケア・サポートシステム研究委員会」をたちあげ、ケアする人がケアするためにはケアされる必要があることを、様々に議論し、その支援の方策を模索している。このような活動も、ケアのレジリアンシーの社会的育成という観点から考えることができる。つまり、ケアする人、ケアされる人の他に、ケアする人をケアする人という第三者が必要なのだ。

ケアのレジリアンシーの重要性は、ケアする人にとっても、ケアされる人にとっても同様であることに注意する必要がある。ケアが一方的な援助として閉じられた二者関係に封じ込まれた場合、その弊害は両者に及ぶ。このことを、ボリス・シリュルニックは、次のように指摘している。

世界の多様な文化の中には、母系中心で父親がいない文化もある。だが、たとえ女性が集団で子どもの世話をしていても、三者関係の働きは機能する。関係の健全さというのは、男であれ女であれ、誰か別の人がその関係に関わることを受け入れる、ということにあるからだ。反対に、もし母親の人格が（あるいは父親であっても）「わたしひとりだけのために子どもを育てる」という方向に行けば、機能するのは三者関係ではなく、支配力による関係になってしまう。外から見れば「子供を守る母の愛」に見えるかもしれないが、肝心の子どもは窒息寸前の状態になるだろう。[*26]

閉じられ密着したケアの危険性を、共依存ということばで解明したのが、アディクション（嗜癖）の臨床現場である。信田さよ子は、共依存を「不幸でいながら離れられない関係」「愛情という名の支配」「問題を起こすことで相手を支配しようとする人と、世話をすることで相手を支配しようとする人との硬直した二者関係」だと説明する。[*27]

たとえば、アルコール依存症の夫のために傷つき疲れ果てながらも、泥酔した相手の世話をする妻。実は、妻が世話を止めないことが、夫の飲酒への耽溺を可能にしているのだ、という皮肉な現象の背後に共依存がある。「相手のために」という援助関係そのものに自分を忘れて没頭する妻は、一種の関係嗜癖に陥っているのだ。共依存は、「相手から離れること」や「世話をしない」ことの積極的な意味を導き出す。信田は共依存の人に突き刺すようなことばを発する。

「そんなにいつも人のことばかりで、じゃ、あなたはどこにいるの？　自分を後まわしにするのは楽でしょう。でもそんな自分をないがしろにする快適さなんて、奴隷の自由じゃないの？　人の不幸を嗅ぎまわってお世話をし、そこに棲みつくなんて、共に腐っていくことでしょう？……」*28

自分自身をケアすることが、人をケアする前に必要なことが強調されている。自己犠牲に基づくケアは、共依存という形の支配に変質してしまうのだ。

この危機から脱出するために必要なのが、ケアの弾性の「弾み」である。ケアの関係で相手に着地しそこに寄生してしまうのではなく、弾みをもって離れていくことが、共依存の罠から逃れる方法である。ケアは、密かな侵入ではなく、衝突であったほうがいい。しかも弾力性をもったものの衝突として、お互いが破壊することなく弾み合えば、一体化することなく相互の力を共有することができる。

ケアの弾性に欠かせないのは、充実した剛性ではなく、隙間（遊び）のある柔軟性であり、外力を受け止め変化するしなやかさである。確固とした自己からいつでも抜け出し、遊びに夢中になることが、しなやかさにつながる。遊びの喜びは自己犠牲とは両立しない。遊ぶ者それぞれの喜びは、誰かのためということがなくても、共存できる。相手がいるから楽しいのだが、相手が自分を犠牲にしているわけではないところに、遊戯とケアの弾性の共通性がある。

＊22　森田ゆり『子どもと暴力――子どもたちと語るために』岩波書店、一九九九年、二二四―二二六頁
＊23　ボリス・シリュルニック『壊れない子どもの心の育て方』斎藤学監修、柴田都志子訳、ＫＫベストセラーズ、二〇〇二年
＊24　同上書、一八頁
＊25　同上書、三六頁
＊26　同上書、七六―七七頁
＊27　信田さよ子『アディクションアプローチ――もうひとつの家族援助論』医学書院、一九九九年、一七五頁
＊28　信田さよ子『愛情という名の支配――家族を縛る共依存』海竜社、一九九八年、二二〇頁

第２節　試行

前節で、ケアの弾性には遊戯との共通性があるといった。偶然性に翻弄されかねないケアの現場でしぶとくケアの実践を持続させるものとしてのケアの弾性は、実践の場面ではケアの試行として

現れる。目的論的必然性から出発しない限り、ケアは賭けであり試行である。賭けはその結末を引き起こすが、試行は閉じない試行として途上にある。必然的な根拠から出発しない試行は、いつでもその軌跡を変更する。反転さえ可能な自在さが、試行の弾性である。波打ち際に子どもが遊ぶ砂山のように、何度もつくりなおされ、波に消されてしまうこともある。未完成の営みが、ケアの試行である。

ナースに求められているのは何なのか。おそらく患者さんの望みは割り切った明快なものではない。病室を訪れるナースの表情や態度、ふるまいに触発されるかのように思い出されることもあれば、浮かび上がってこなくなるものもあるはずだ。

たとえば、朝の慌ただしいときに検温に回ってくるナースには、昨夜見た気になる夢の話をするつもりにはなれない。それよりは自分の体調をどうやって伝えようかと、体の内側の不具合を見つけるように患者さんは努めるだろう。けれども、「お通じは何回ですか。昨夜はよく休まれましたか。変わりはありませんか」といつも訊ねられているので、お決まりの問いに答えることに気を取られて、自分でもはっきりと言葉にできないような、でも、なんとなく気にかかっていることをナースに相談する余裕は生まれてこない。二言三言言葉を交し、笑顔を残してナースが立ち去った後で、のどの渇きを感じ、吸い飲みが少し取りにくい場所にあったことを思い出したりする。熱はなかったけれど、下着が汗で湿ってしまっているのにも気づく。実際には、ほんの些細なことで患者さんは弱り、困っているものだ。訴えにもならないようなことがらに気づくにはどうすれば良いのだろう。問いを細やかにすることにも限度がある。

相手に答えのすべてを求めるのが間違っているのだ。患者さんの返答が出てきた唇の乾きに目をとめ、吸い飲みを手渡すこと。体温計の目盛りではなく、それが挟まれていた脇の湿り気に手をやること。ナースが動いて、はじめて現れることの数々をケアしなければならない。ニーズは発見されることもある。

さらに考えれば、発明されるニーズもある。

深夜のおむつ交換、脳出血の後遺症で半身麻痺と痴呆になった女性がベッドに眠る。カーテンを静かに開け「こんばんは」と声をかけて、おむつを替えるが、いつも嫌そうに顔をしかめていた。明かりをできるだけ暗くしたり、声の調子を変えたりと色々したが、同じであった。ある時、カーテンを開くと彼女と目があった。考えていたわけでもないのに、「ただいま」ということばが、ぼくの口からでた。顔面麻痺もあって片側しか表情が作れない彼女の顔がゆるみ、「おかえりなさい」ときた。「お風呂は沸いてるか」と続けると、クックッ……と楽しそうに笑い出し、あれこれ冗談めかした話のうちにおむつ交換が終わった。すぐに立ち去るのが名残惜しくなり、丁寧に掛け布団を掛けなおして側にいた。すると、「ありがとう、あんた。いってらっしゃい」と手を振られた。これは、何だったのだろうか。不意にでた軽口が、彼女のニーズを発明した。突然の病に襲われるまでは、家人を迎え送り出してきたその人の生きるかたちが、再現したのだ。

ナースは看護をする。しかし、その看護にとらわれすぎると見えなくなることが、あまりに多いのではないだろうか。ナースであってナースでない中途半端な位置から見えてくること、聞こえてくることに注意深くありたい。

パスカルのことばだったと記憶している文章がある。

すべての人はそれぞれ一つの真理を追究すればするほど、いっそう危険な誤りにおちいる。彼らのあやまちは一つの偽りを追求することにあるのではなく、むしろもう一つの真理を追求しないことにある。[*29]

もう一つの真理に気づくこと、追求という一本道からそれてしまい、迷いの森に足を踏み入れることによって、人は不安とともに、多くの豊かな出来事と出会うことができる。ナースと患者という役割関係だけではこぼれおちてしまう大切なことがらがある。しかし、ナースであることの責任からもはみ出さずにいること。「中途半端やなあ」とつぶやきながら、ときにはうめき、ときには自嘲しながら、看護のまわりをさまよいたい。思いがけず、すばらしい光景に自分が包まれることを願っている。途上にある者としてケアの試行を繰り返すとき、希望につらなるときめきが、ぼくの内にある。

偶然がなくなってすべてが自明になったら、何等の憧憬も何等の努力もない世になってしまう。[*30]

これは、九鬼が大谷大学での「偶然性」の講演を締めくくったことばである。憧れに近づこうとする努力は、おわることのない試行である。

　試行は、今のあり方を絶対のものと考えず、常に暫定的な変更可能性に開かれたものとして捉えることから始まる。そこでは出発点の根拠は必要ではない。自分が立つ位置も常に反省と懐疑の対象にされる。しかし、その自己反省は、自らの立脚点を強固なものにするために曖昧なものを排除するのではない。かえって、疑うことを忘れがちな自らの足下をしっかりと見つめ、そこに安住することなく、次の一歩を踏み出すきっかけを見つけるためである。動き始めれば、安定していたかのような世界も異なった相貌で現れてくる。動きと共に世界への焦点は移動し、周辺の曖昧であった事柄がくっきりとした輪郭をもって視野の中心にやってくるのと同時に、中心にあったものが周辺へと移ることで、その輪郭がぼやけてくる。何かを明確に知るためには、常に何かを曖昧にせざるを得ない。そして、明らかにされることは常に隠されることよりも乏しいのである。自明でない無明の中にこそ、試行の目指す先はある。

＊29　パスカル『パンセ』由木康訳、白水社、一九九〇年
＊30　九鬼、二巻、三五一頁

第3節　自由

九鬼は、人間の自由については疑いをもっていない。「人生観」という文章の中で、非常に断定的に、人間と自由の関係について述べている。

> 意志自由は論議の帰着点ではない。出発点である。自由を措いて実存ということは考えられない。実存を措いて人間というものは考えられない。自由ということと人間ということとは殆ど同義語と云ってもいい。[*31]

九鬼は、自由と人間の不可分な関係を、実存という人間存在の根拠として考えている。それでは、偶然性と実存の関係は、どのようなものなのであろうか。九鬼の文学概論の講義ノートから、その部分を引用する。

> 偶然ということは実存とか人間ということにとって重大な意義をもっているといった。しかしまた実存とは勝義においては存在の仕方が自らによって決定される（と共に、その決定について自覚されている）ことであるといった。しかるに偶然とは存在の仕方が自らによって決定されるというようなこととは正反対のものである。故に実存と偶然とは無関係のもののようである。なるほど一寸考えるとそうであるがその実はそうではない。一体、偶然ということは

実存に偶然するのである。（中略）
　およそ偶然性とは実存へ偶然すると共に実存に対して実存の機縁を提供するものである。実存は偶然を殺さずに生かさねばならぬ。与えられた偶然を実存の出発点としなければならぬ。実存とは与えられた偶然を踏板として高踏するものでなければならぬ。その意味で偶然性をして真に偶然性たらしめることが、有限な人間に与えられた課題であるとも考えられる。『浄土論』に「観佛本願力、遇無空過者」とは畢竟このことであろう。遇うて空しく過ぐる者は与えられた偶然性を殺してしまうものである。「遇うて空しく過ぐる勿れ」ということは偶然性を生かせろということである。[*32]

ここで、九鬼のいう「偶然性を殺さずに生かすこと」は、偶然性の無根拠をただちに無意味としてしまわないことである。無根拠を無根拠のまま、有意味の次元に引き上げることが、人間の課題であり、それを可能とするのが人間の実存を支える自由である。
また九鬼は、道徳と偶然性との関係について、大谷大学での講演「偶然性」で次のように述べている。

　道徳の意義は正に生を深めることであり、生を深めるとは、偶然性の中に働く仮想的意志を自己の事実的意志を持って置き換えること、偶然性の主観的価値を我々自身が価値として創造すること、いっさいの偶然性の驚異を未来によって基礎づけることより以外にあり得ない。

即ち道徳とは偶然性をして真に偶然性たらしむることである。〔Geworfenheitに基づいてEntwurfをすることが道徳なり。〕*33

ここでも、偶然性をして真に偶然性たらしむることが、強調されている。偶然性の偶然性たるのは、必然性の否定であり、自らの存在に根拠をもたないことにある。ハイデガーの哲学によれば、被投性（Geworfenheit）は、自分の存在が世界の内へ「投げ込まれた」偶然であり、自分が自分でもなく、存在することさえも否定しうる二重の否定に基づいた存在であることを意味する。企投（最近は「投企」と訳される）（Entwurf）は、自らの存在の可能性に向かって身を投ずること、即ち実存である。存在が本質を規定する場合が実存である。この実存の意味を九鬼の文章から再確認する。

存在が本質を規定するという場合は、結局は個体的存在が個体的本質を規定することであるが、それはすでにいったように、個体の現実的存在が瞬間瞬間に個体的本質を規定していくことである。そのためには個体的本質は単なる連続であることはできない。現実的存在が個体的本質を規定するということが単なる言葉でなく実在性をもっている限りは、個体的本質は「非連続の連続」という形を取ってこなければならぬ。また個体的本質は「瞬間に死し瞬間に生まれる」というようにもいわれ得るのである。そして、存在が本質を規定する仕方は「飛躍的」であるということもできる。すなわち存在が本質を規定する機能は一か他を決定するという選択のかたちで現れる。選択は自覚によってはじめて真の意味の選択となる。

「実存」が「自覚存在」ともいわれるのはそのためである。[*34]

実存が「非連続の連続」であり「瞬間に死し瞬間に生まれる」「飛躍的」「自覚的存在」であるということは、偶然性の邂逅において死活の契機を選び取る「ケアの弾性」に重なる。九鬼の文章からは、決意性に充ちた実存の勇壮な姿がかいま見えるが、日常の反復の中で営まれるケアの弾性は、さらに静かな自然の姿を現すことがある。

ぼくがはじめて接したある看護婦のケアは、自然なたたずまいの中にケアの弾性を深く蔵したものであった。

今から二〇年以上前には痴呆老人が精神病院にやってくることが少なくなかった。源さんもそんな一人である。鳥打帽をかぶって入院してきた源さんは、食事の後すぐに忘れて、詰め所に来ては、しわがれ声で「パンくれや」と何度も繰り返し、断られると廊下を歩き回っていた。若い頃は遊び人だったようで、ダンスのステップでおどけてみたりすることもあった。高齢でもあったが、半年ほどで寝たきりになってしまい重症室の住人となった。

いつも源さんの世話をしていたのは、腰も少し曲がりかけた看護婦さん。この病院の元婦長さんで定年後は嘱託で勤務していた。その男性病棟に看護婦さんはただひとり、何人かの患者さんのマドンナだった。まだ看護学校に通い始める前の若いぼくには、七〇歳近い女性に対する恋慕の情というのは理解しがたいものがあった。背の低いぼくの肩までほどしかない看護婦さんは、がに股で、ちょこまかと病棟を歩き回っては、何やかやと患者さんの面倒を見ていた。人に物を頼むのが嫌いなたちで、看護助手のぼくたちがぼんやりしていると、次々に仕事を先にされてしまった。おしめ洗いに遅れて手伝おうとすると、邪魔だからあっちに行けと叱られた。ちょっと怖いけど嫌いじゃなかった。声は大きくて甲高く、少しだみ声だった。笑うと目じりや口元の皺がくっきりと深まって、大きな両目といっしょに騒ぎだすような人だった。

毎日、午前の終わり頃に源さんの清拭を看護婦さんとした。病棟の外にある給湯場まで、バケツに二杯お湯をくみに行くのは、けっこう大変な作業だったけれど、その看護婦さんの清拭を見るのが、ぼくの楽しみだった。もう、あまり返事もしない源さんに色々と話しかけながら、身体を手際よく拭いていく。ごつい指でしっかりと拭いていく。清拭布は少しもよじれない。見ているだけで気持ちよかった。ぼくにはじめて看護という仕事を見せてくれた人だ。清拭が終わる頃には、源さんも元気がでて「パンくれや」をはじめる。数年間、源さんは寝たきりだったけど、いつもぴかぴかのきれいな肌をしていた。

重症室は、畳が敷いてあって窓際にベッドが置かれていた。お昼すぎ、病棟が手持ち無沙汰になると、看護婦さんはいつも源さんのベッドの横に正座して、患者さんの服のほころびを繕ったりして過ごしていた。静かで穏やかな光景だ。あまりにいつも同じ格好なので、一枚の絵のようにぼくの記憶に残っている。

特別な教訓話を聞いたこともない。手を取るように技術を教えてくれたわけでもない。職員とはあまり話をしなかった人で、詰め所に座っている姿は記憶にない。何十年という間、同じように患者さんのそばに居て、同じことをやり続けてきた看護婦さん。ただのおばちゃんではない看護婦さんが、ふつうのおばちゃんのようにそばに居てくれること。必要なときには、さっと看護婦さんになってくれること。無数の皺にたたみ込まれたやさしさと居ることの自然体に、数え切れない苦しみや悶えが慰められた。

工夫や努力では身につけられない「偉大なマンネリズム」とも呼べる「ケアの弾性」が、暗い精神病院の日常の片隅に、いつでも待っていた。ケアの弾性の弾みが、幾度も幾度も繰り返され、日常の習慣を生じさせるとき、自由は自然となり、自意識に縛られない自在さを獲得する。まるで生きている限り心臓が弾み続けいのちを支えるかのように、ケアの弾性は人と人のあいだにいのちをもたらす。

＊31　九鬼、三巻、九九―一〇〇頁
＊32　九鬼、一巻、一二二―一二四頁
＊33　九鬼、二巻、三五〇頁
＊34　九鬼、三巻、八一―八二頁

結論

「遇うて空しく過ぐる勿れ」という九鬼の言葉だけを考えてきた。存在に根拠が無いという偶然性に覚醒させられ、それでも生きていくこと。まるで底なしのような世界の内で、それでも人と関わり合いケアすること。「それでも」という転回がいかにして可能になるのか、が問題であった。生きること、ケアすることの意味を、その根拠や目的に追い求めては、始まりからも終わりからも遠く隔てられた途上にあるものとしての人間は、意味に届かない。意味の在処が問題なのだ。探し求めて手が届くものが意味ではあり得ない。求める手の動きそのものが意味を形づくる。意味は創造される。動きのかたちは固定できない。手を回して円を作ろうとすれば、手を止めるわけにはいかない。手を止めてしまえば円は消えてしまう。同じように意味も固定して持つことはできない。動き続けるより他はないのである。たどり着く先もないままに動き続けることは、必然の動きではない。動かぬこともあり得る偶然性の動きは、弾みのように着地しては跳び上がり、また着地しては跳び上がりという反復であり、その反復が生み出すかたちも変化する。

ケアの意味も、ケアを追い求めるその途上にしか現れないならば、偶然の邂逅を空しくやり過ごしてはならない。事実としての邂逅に理由や目的を探すのでなく、偶然性の邂逅そのものを遊ぶ自由が、ケアの弾性であり、死活の契機である。

増補版あとがき

ぼくは今、これを病院の喫茶コーナーで書きはじめた。玄関ホールでは新型コロナウイルス感染症対策のアナウンスが途切れなく流されている。機械で受診手続きをして、診察前の採血と採尿をすませて、待ち時間をカフェで過ごす。足早に移動している職員と、患者の緩慢な動きが対照的だ。

四ヵ月前、六五歳の誕生日を迎える寸前に心不全と末期腎不全と診断されて以来、病院は身近な存在になった。ぼくは看護師として長年勤めていたが、自身は医療を受けることは殆どなかった。高血圧なのはわかっていたが放置していた。ちょっとした動きで息切れするなど心臓の衰えを自覚していたが、腎臓については想像もしていなかった。医師からクレアチニンの値を知らされたとき、にわかには信じられなかった。大学病院に精査目的で入院したのが、生涯で初めての入院患者経験だった。もともと血液透析の看護師であったので、腎不全に関する医学的な説明の理解には問題はない。というより、言われなくても分かりすぎる。久しぶりに医学関係の本を読み返した。腹膜透析を希望し、家の近くの病院でカテーテルの留置術を受けて一ヵ月になる。初めての全身麻酔も経験した。まだ透析は始まっていないが、それほど遠い話ではない。

『ためらいの看護』には、ぼくが血液透析看護に従事していた頃の透析中止をめぐるエピソードがある。今回、自分は果たして真剣に考えたのだろうかと思い返すと頼りない。透析を受けないという選択肢は言い出すことも難しかった。自分が置かれた状況を、ゆっくりと考える余裕はなかった。家族を始め周囲の人の励ましは透析を前提としていた。ナースであった頃、患者の立場になれば分かることがあると思っていたが、実際に自分が患者になってしまうと、自分にもわからないことが多かった。

食べ物が自分の身になるには、よく噛んで味わい、消化吸収されるまでの時間が必要になる。病気になる経験も、自分の身についた知恵になるには、食べ物と同じように時間が必要なのだろう。が、病気になるのは自分だけではない。自分とともに暮らす家族や、自分の周りの人も否応なしに巻き込んでいく。自分一人だけで考えるわけにはいかないのだ。

カフェで一時を過ごし昼前になった。八階の病院レストランに昼食に行くことにする。実は、この病院には四〇年前に看護学生として小児病棟の実習に来たことがある。今のような立派な建物ではなかった。せいぜい二階建ての古い病棟だったと思う。記憶にあるのは、実習計画を発表するときにひどく咳き込んで困ったことと、昼休憩に利用した食堂が安くておいしかったこと。若くて貧しい自分には、とてもありがたかった。今日は焼き肉定食を頼んだ。キャベツの千切りがたっぷりと味噌汁が添えられている。どちらも透析看護時代の患者さんとの思い出につながる。

生野菜のカリウム、味噌汁の塩分は腎不全の患者にとっては制限を要する。診断を受けて以来、しばらくはこの制限を真面目に守り続けた。あっという間に体重も減少した。降圧剤の服用で血圧も下がったが、数値の正常化に反して体力は驚くほどに低下した。やがて歩くのにも杖が必要なほどに弱ってきたので、医師に相談して薬を加減し食事の制限を緩めてみた。それで、やっと最近は体重と体力が戻りつつある。通り一遍の医学知識に頼るのではなく、自分の体に合わせて生きる技術を身につけるのは、まだまだのようである。

昼食を全部食べて、腎臓内科の待合に予約時刻の二〇分前に行く。受付で体重と血圧を測定する。昼前の待合室は、ぼく一人だった。鞄から文庫本を出して読み始める。岩波文庫の『コーラン』(井筒俊彦訳)である。信仰があって読んでいるのではないが、読書会で宮沢賢治を読んだり、道元の『正法眼蔵』を読み始めて、宗教関係の書物を読むことが増えている。この方面の素養に乏しかったので、乱読に近いかたちで読みあさっている。診断を受ける前からの変化ではあるが、不思議な因縁を感じている。『コーラン』は同じような文言が繰り返される。一度には読み続けられない。ほっと一息ついたときに、アナウンスで受け付け番号を呼ばれて診察室に入る。穏やかな口調の医師から、血液データの説明を受ける。まだしばらくは様子を見ましょうと言われてほっとする。

家に帰ってから、この文章を続けて書いている。「ためらいの看護」を書いていた自分が、「ためらいの患者」を書くことになっているなあと、胸の奥でつぶやく。この家は五年前に引っ越してきた古民家で田舎にある。年の離れた妻と幼い娘との三人暮らし、紆余曲折の人生にためらい続けている。『ためらいの看護』を再び世に出してくれた関係者一同に、心から感謝したい。今度は思い出多い修士論文も同行する。ありがたいことだと、本当に思っている。

二〇二二年一〇月

西川　勝

初出一覧

【病棟から】
夜空のラーメン／コーヒー牛乳の日差し／聖地の吐息／唇の赤い花／ガラスを包む／青い瞳
『精神看護』四巻一号、二〇〇一年一月―五巻一号、二〇〇二年一月

I　病の意味を見いだす

第1章　「信なき理解」から「ためらいの看護」へ
『精神看護』四巻五号、二〇〇一年九月
第2章　食と生きざま
『臨床哲学』四号、大阪大学大学院文学研究科臨床哲学研究室、二〇〇二年
第3章　生きる技術・生かす技術
応用倫理学講義1『生命』岩波書店、二〇〇四年

【病棟から】
覚えのない傷／豚／空き缶／うら声／耳喰い／咳／乾いたパン

『精神看護』五巻二号、二〇〇二年三月―六巻二号、二〇〇三年三月

Ⅱ　パッチングケアの方へ

第4章　臨床看護の現場から
『看護の臨床哲学的研究』平成一三―一四年度科学研究費補助金基盤研究(C)(1)研究成果報告書（研究課題番号13610040、研究代表・鷲田清一）二〇〇三年

第5章　ケアの弾性――認知症老人ケアの視点
『看護の臨床哲学的研究』平成一三―一四年度科学研究費補助金基盤研究(C)(1)研究成果報告書、二〇〇三年

【病棟から】
暴れん坊将軍／食い逃げ松ちゃん／月夜の点す紅／セブンティーン／貨車いっぱいの金塊
『精神看護』六巻二号、二〇〇三年三月―七巻二号、二〇〇四年三月

Ⅲ　人に寄り添うということ

第6章　臨床テツガク講座
1　理解不可能性から出発する
2　看護を離れ、看護の常識を疑う

（以上、原題「現場で生かせる臨床テツガク講座五　人と人との関係を理解不可能性から出発する」）

3　中途半端な位置から
『整形外科看護』四巻三号、一九九九年三月

4　もう一つのことがらに気づく
『整形外科看護』四巻一一号、一九九九年一一月
（以上、原題「現場で生かせる臨床テツガク講座一三　中途半端な位置から見えてくること」）

5　切ない……
『整形外科看護』五巻三号、二〇〇〇年三月
（原題「臨床テツガク Essay 社会のベッドサイドから三「切ない」」）

6　ヒ、ミ、ツ……
『整形外科看護』五巻九号、二〇〇〇年八月
（原題「臨床テツガク Essay 社会のベッドサイドから八「ヒ、ミ、ツ……」」）

第7章　隠すプライバシーで露わとなること
『精神看護』四巻二号、二〇〇一年三月

第8章　鬱の攻撃性
『精神看護』六巻五号、二〇〇三年九月

第9章　「認知症」の衝撃
『精神看護』八巻三号、二〇〇五年五月

補遺　ケアの弾性

大阪大学大学院文学研究科臨床哲学専攻修士論文（指導教官　鷲田清一教授）二〇〇三年一月

本書は二〇〇七年に岩波書店から刊行された『ためらいの看護——臨床日誌から』の増補版です。

西川　勝　にしかわ・まさる

一九五七年、大阪生まれ。専門は、看護と臨床哲学。元大阪大学コミュニケーションデザイン・センター特任教授。現在はNPOココペリ121理事。高校卒業後、精神科・透析治療・老人介護の現場で看護師や介護士として働く。一方で関西大学の二部で哲学を学び、後に大阪大学大学院文学研究科博士前期課程修了。現在は「認知症コミュニケーション」の研究を行いつつ、哲学カフェやダンスワークショップなどの活動にも取り組む。著書に『ためらいの看護』（岩波書店）、『となりの認知症』（ぷねうま舎）、『「一人」のうらに』（サウダージ・ブックス）など。共著に『ケアってなんだろう』（小澤勲編、医学書院）など。

増補　ためらいの看護

二〇二二年一二月一四日　初版第一刷発行

著　者　西川　勝

発行者　長見有人

発　行　ハザ（Haza）
〒六〇六―八二三三
京都府京都市左京区田中北春菜町三四―四
茶山kpハザ（NPOココペリ121）
電話・ファックス　〇七五―七七七―四〇六九
https://www.haza121.com

Haza

編　集　アサノタカオ

ブックデザイン　松岡里美（gocoro）

印刷・製本　萩原印刷株式会社

ISBN978-4-910751-00-9　C0010